José Luis Villarramos

# Cobertura de Medicamentos

## Alternativa de cálculo

Editorial Académica Española

**Imprint**

Any brand names and product names mentioned in this book are subject to trademark, brand or patent protection and are trademarks or registered trademarks of their respective holders. The use of brand names, product names, common names, trade names, product descriptions etc. even without a particular marking in this work is in no way to be construed to mean that such names may be regarded as unrestricted in respect of trademark and brand protection legislation and could thus be used by anyone.

Cover image: www.ingimage.com

Publisher:
Editorial Académica Española
is a trademark of
International Book Market Service Ltd., member of OmniScriptum Publishing Group
17 Meldrum Street, Beau Bassin 71504, Mauritius

Printed at: see last page
**ISBN: 978-613-9-11060-5**

# Alternativa de cálculo de cobertura de medicamentos en una Obra Social Universitaria.

## INDICE

# 1. INTRODUCCION

# Alternativa de cálculo de cobertura de medicamentos en una Obra Social Universitaria.

1-a) PLANTEO DE LA PROBLEMATICA:

El Mercado de medicamentos:

El carácter mercantil que asumen los medicamentos es necesario resaltarlo, dado que los ubica como un producto cuya promoción ha de reflejar la lógica de marketing de cualquier otro bien comercial. Según *Ginés González García* (a) *esta lógica determina la necesidad de lanzamiento de nuevos productos, diferenciándolos por marcas comerciales y promocionando su colocación a través de un gran esfuerzo publicitario, cuya lógica es la de la venta y no la de la información.*

El autor menciona que existe una marcada asimetría en la información entre oferente y demandante, ya que:

- la mayor parte de la información que recibe el demandante procede del productor (oferente), ya que el sistema de información dirigido a profesionales y consumidores está prácticamente monopolizado por la industria, y a menudo es difícil pensar que el laboratorio fabricante hable mal de su producto.

- si observamos de qué modo se presentan los riesgos y beneficios de un tratamiento hay sobradas evidencias de que la información se presenta sesgada hacia el lado de sus eventuales ventajas, debido entre otras cosas, a que no se difunden adecuadamente sus riesgos.

- es difícil poder contrastar dicha información sobre la base de fuentes imparciales o a efectos de su utilización, además de existir ausencia de estímulos para elegir, según criterios de costo-eficacia, siendo ambos aspectos una limitante de la demanda para un uso racional.

Una consecuencia de ello es que tanto el médico prescriptor como el consumidor pueden llegar a juzgar la calidad en función del precio, concluyendo erróneamente que un medicamento más caro debe ser mejor.

Los laboratorios fabricantes se encuentran a la vanguardia de la innovación tecnológica, liderando tanto el desarrollo del conocimiento como el crecimiento económico; y como contrapartida, la demanda del consumidor final (el paciente) se caracteriza por ser inducida: Quien consume, no elige; quien elige, principalmente el médico, no paga; porque quien paga no es el paciente es su Obra Social

---

*(a) Ginés González García – Medicamentos: Salud Pública y Economía. 2005 Ediciones ISALUD*

Como ocurre con otros bienes de la salud, este mercado está sujeto a ciertas características tales como la asimetría en la información, riesgo moral, selección adversa, externalidades, (1) etc. Y a su vez se encuentra inserto en un contexto de elevada incertidumbre, dado que los conocimientos requeridos para su fabricación, evaluación y prescripción son específicos.

Consecuentemente, tal incertidumbre afecta desigualmente a los distintos actores, generando problemas de información asimétrica entre diferentes actores y en distintos aspectos o características. Se puede afirmar que hay un doble conflicto de asimetrías informáticas, como se ve en el gráfico siguiente:

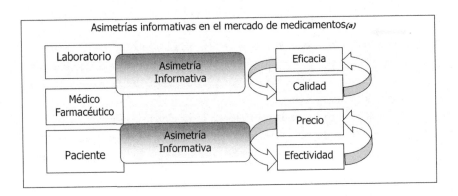

Asimetrías informativas en el mercado de medicamentos(a)

---

(1) _Características del mercado:_
_Información asimétrica:_ Existe en un mercado cuando una de las partes que intervienen en una compraventa no cuenta con la misma información que la otra sobre el producto, servicio o activo objeto de la compraventa.
_El riesgo moral:_ es un concepto económico que describe aquellas situaciones en las que un individuo tiene información privada acerca de las consecuencias de sus propias acciones y sin embargo son otras personas las que soportan las consecuencias de los riesgos asumidos.
_La selección adversa:_ es un término usado en economía, que describe aquellas situaciones previas a la firma de un contrato, en las que una de las partes contratantes, que está menos informada, no es capaz de distinguir la buena o mala calidad de lo ofrecido por la otra parte.
_Una externalidad:_ es una situación en la que los costos o beneficios de producción y/o consumo de algún bien o servicio no se reflejan en su precio de mercado. En otras palabras, son externalidades aquellas actividades que afectan a otros sin que estos paguen por ellas o sean compensados.
Existen externalidades cuando los costos o los beneficios privados no son iguales a los costos o los beneficios sociales
a) Ginés González García – Medicamentos: Salud Pública y Economía. 2005 Ediciones ISALUD

# Alternativa de cálculo de cobertura de medicamentos en una Obra Social Universitaria.

El Estado, por su parte, debe defender la competencia y reforzar la posibilidad de que los consumidores puedan ejercer plenamente su derecho a la información, incorporado a la Constitución Nacional en 1994. Esa fue la intención que tuvo el Gobierno Argentino al impulsar en 2002 la sanción de la ley 25.649, llamada Ley Nacional de Promoción de la Utilización de Medicamentos por su Nombre Genérico, ya que la política de utilización de medicamentos por su nombre genérico plantea una necesidad de jerarquizar la competencia por calidad y precio en desmedro del soporte publicitario o los incentivos no éticos.

Los laboratorios entregan los medicamentos a distribuidores (droguerías) que revenden a farmacias y prestadores de servicios de salud privados o públicos. Adicionalmente, por un canal paralelo, los propios laboratorios venden en forma directa al Estado, a las clínicas y a las farmacias, quienes entregan finalmente los productos a los pacientes.

El Estado distribuye a la población los medicamentos adquiridos, ya sea directamente, por medio de programas de asistencia o específicos (antirretrovirales, oncológicos, insulinas, ambulatorios, etc.), o bien por intermedio de hospitales públicos y centros de salud.

Las farmacias venden también a efectores privados, a obras sociales y seguros privados de salud, que también los ofrecen a sus pacientes.

Instrumentos para la regulación del mercado de medicamentos:

Según *Ginés González García (b) "... la regulación del mercado de medicamentos se realiza a través de tres dimensiones básicas, para cada una de las cuales existen instrumentos de política concretos: la oferta, los procedimientos y los resultados.*

*La Oferta:*
- *Precios*
- *Cantidad de medicamentos*

*Los Procedimientos:*
- *Información de precios*
- *Fijación de precios*
- *Fijación de utilidades*
- *Control de prescripciones*
- *Listados de medicamentos*

---

(b) Ginés González García: Salud para los argentinos. 2004 Ediciones ISALUD

# Alternativa de cálculo de cobertura de medicamentos en una Obra Social Universitaria.

- *Prescripción por nombre genérico*
- *Restricciones a la publicidad*
- *Restricciones a la comercialización*
- *Precios de referencia*
- *Financiación selectiva*

*Los Resultados:*
- *Control del gasto*
- *Evaluación de la utilidad*
- *Evaluación de costo/efectividad*

Dentro de la producción de servicios relacionados con la salud, los medicamentos se presentan como los más importantes en volumen y monto económico. Resaltando que su precio no cumple el papel de regulador tanto del nivel de consumo como en el nivel de la competencia entre distintos proveedores, como en la mayoría de los productos de otros mercados.

La necesidad de demandar efectivamente un medicamento surge en el momento exacto en que un profesional de la salud efectúa una prescripción. Una vez efectuada la receta, el consumidor puede conseguir la medicación por tres vías: a través de la compra directa en farmacias, lo que supone un desembolso de bolsillo; a través de la provisión gratuita del mismo, por medio de programas de asistencia o específicos, o bien por intermedio de hospitales públicos y centros de salud; o a través de su obra social, lo que implica un pago compartido (copago o coseguro).

El copago o financiación compartida, es la modalidad más utilizada en las Obras Sociales, ya que contempla un porcentaje del cual se hace cargo el consumidor/usuario (afiliado a la obra social) con el objeto de contener el consumo innecesario, contribuir a la financiación del sistema y de acuerdo a la modalidad de implementación contribuir a la regulación en las tasas de utilización de las prestaciones; y otro porcentaje del cual se hace cargo la Obra Social. Las dificultades que involucra este mecanismo se vinculan a la falta de relación entre el aporte que cada usuario efectúa y su nivel de ingresos, dado que la parte que debe desembolsar está ligada a su condición de enfermedad y al precio de los medicamentos y no a su capacidad de pago.

De este modo, este mecanismo limita los beneficios para los afiliados de menores ingresos y los que se encuentran más enfermos. Para morigerar el impacto negativo de este mecanismo, los sistemas contemplan mecanismos de cobertura diferenciales para las enfermedades de mayor costo (VIH/SIDA, cáncer, entre otros), o para determinados grupos de usuarios (niños, ancianos, etc.), o para patologías de consumo permanente (como por ejemplo diabetes).

Problemática en la Organización en estudio:

Desde fines del año 2007, el contexto socio-económico en general ha transitado cambios significativos, de los cuales la salud, no se ha mantenido ajena. Sin embargo, es a partir del año 2011 que dichos cambios han sido manifiestos y específicos, progresivos y estructurales para todo el ámbito sanitario, tanto privado como de la seguridad social.

En esta última etapa, los incrementos de los componentes prestacionales han sido claramente superiores que los incrementos de los salarios, base de cálculo del aporte y contribución que generan los ingresos institucionales esenciales de la organización.

Conviviendo con esta realidad, donde los costos de salud siguen incrementándose en mayor proporción que los ingresos de la institución objeto del estudio, se sostuvo la premisa de suministrar a través de efectores propios o de terceros, y en forma solidaria, servicios médicos-asistenciales a todos sus afiliados, que contribuyan a mejorar y prolongar su calidad de vida, desarrollando para ello estrategias de prevención y atención, *con la mayor cobertura que su situación económico-financiera lo permita* (visión de la organización).

Seguir asumiendo esa realidad obliga a adecuar la organización a esta situación, lo que lleva a modificar, actualizar y hacer más eficiente la gestión institucional para dar respuesta a este nuevo escenario.

Un análisis exhaustivo de la situación, realizado con la anticipación debida, lleva al estudio y aplicación de medidas tendientes a operar en ambos sentidos, el de incrementar los ingresos y el de reducir los costos.

En lo referido a reducir los costos, se resalta que la Obra Social Universitaria del caso de análisis, tiene altas coberturas en medicamentos, que exceden lo previsto en el Programa Médico Obligatorio (PMO) [2] (ver cuadro), que le han generado una situación de

# Alternativa de cálculo de cobertura de medicamentos en una Obra Social Universitaria.

desequilibrio económico, y esta situación hizo necesaria la implementación de una herramienta de corrección que la revise e intente equilibrar la ecuación.

| Planes | s/PMO | s/Obra Social |
|---|---|---|
| Plan básico | 40% | 50% / 80% *(3)* |
| Planes de enfermedades crónicas | 70% | 90% |
| Plan materno infantil | 100% | 100% |
| Medicamentos especiales *(4)* | 100% | 100% |

*Fuente: Actas Consejo Directivo*

*(2) PMO: El Programa Médico Obligatorio es una canasta básica de servicios y medicamentos que incluye medicina preventiva y ambulatoria, cobertura de las madres durante el embarazo y el parto, cobertura de los niños durante el primer año de vida, visitas programadas a consultorio, emergencias, internación, cirugía de menor y mayor complejidad, salud mental, odontología, prácticas kinesiológicas y fonoaudiológicas de rehabilitación.*
*Por el Decreto 492/95, el Ministerio de Salud y Acción Social aprobó el programa de prestaciones médico-asistenciales bajo la denominación de Programa Médico Obligatorio –PMO-como un listado de las prestaciones que obligatoriamente deben brindar las obras sociales nacionales..*
*(3) Cobertura 50%/80%: Respecto a la cobertura del Plan básico, la Obra Social tiene dos porcentajes diferentes aplicables en función si la acción farmacológica reconocida por ella figura reconocida en el vademécum de IOMA o no. En el caso que sea reconocida en el vademécum IOMA su cobertura es del 80%, en caso de no estar reconocidas su cobertura es del 50%.*
*(4) Medicamentos especiales: Este último grupo de medicamentos – medicamentos especiales – también son llamados medicamentos de alto costo baja incidencia – ACBI y son los destinados a un conjunto limitado de enfermedades que registran baja prevalencia, pero demandan un monto creciente de recursos. Por esa baja prevalencia y su costo altísimo también se las conoce como "enfermedades catastróficas". Se las llama así porque su aparición empobrece a quienes las padecen.*
*Una de las características principales de estos medicamentos es que se trata de productos elaborados en mercados concentrados, que tienen casi siempre un único oferente y mediante la barrera legal de las patentes impiden el ingreso de competidores al mercado. Tampoco son vendidos en farmacias minoristas ni figuran en listas de precios, por eso se los define como "medicamentos ocultos".*

# Alternativa de cálculo de cobertura de medicamentos en una Obra Social Universitaria.

1-b) OBJETIVOS: GENERAL Y ESPECIFICOS

OBJETIVO GENERAL: Diseñar alternativas de cobertura de medicamentos para una Obra Social Universitaria en relación de equidad entre los beneficiarios y la Institución.

OBJETIVOS ESPECIFICOS:

- Analizar el impacto económico del consumo tanto en el beneficiario como en la institución.

- Formular una metodología de cálculo respetando los actuales porcentajes de cobertura que tiene la Obra Social.

- Evaluar el comportamiento del valor de cobertura de medicamentos y del valor a cargo del beneficiario.

# Alternativa de cálculo de cobertura de medicamentos en una Obra Social Universitaria.

1-c) HIPÓTESES:

Una Cobertura de medicamentos basada en el valor promedio de los precios de venta al público (procedente de los laboratorios que los proveen) contribuye a un consumo racional de medicamentos, y a la vez disminuye el valor de los importes a cargo del afiliado y asegura la sostenibilidad económica de la Obra Social por una reducción de los costos para iguales niveles de cobertura y de la calidad en los productos dispensados.

## 2. MARCO TEORICO

2-a) NORMATIVA SOBRE SALUD EN ARGENTINA.

<u>Salud como Derecho Humano</u>

Es necesario tener en cuenta qué lugar ocupa la salud en el derecho argentino. Según las Dras. *María Inés Bianco y Leticia L. Crescentini.*® la respuesta es clara y contundente: *La Salud es un derecho humano y ésta categorización del derecho como tal, acarrea implicancias fundamentales en el acceso a la cobertura.*

*Su recepción en el ordenamiento normativo, ha sido en forma indirecta, a través de la incorporación de los Tratados Internacionales con rango constitucional como el "Pacto Internacional de Derechos Económicos, Sociales y Culturales "PIDESC, "La Convención de los Derechos del Niño", la Convención sobre los Derechos de las Personas con Discapacidad", entre otros.*

*Este concepto de salud para la normativa, no consiste solamente en el derecho a estar sano, sino a gozar de la plenitud de las circunstancias que hacen a la vida en su integridad.* Este concepto se puede ver claramente en la Ley 153/99 de la Ciudad Autónoma de Buenos Aires, en su artículo 3, expresa: *"...La garantía del derecho a la salud integral se sustenta en los siguientes principios:*

*a)- La concepción integral de la salud, vinculada con la satisfacción de necesidades de alimentación, vivienda, trabajo, educación, vestido, cultura y ambiente..."*

*Este concepto también es receptado por el PIDESC. Su elección como objeto de análisis se justifica por su carácter de norma universal, dado que existe identidad entre la estructura de los derechos contenidos por el Pacto y por nuestra Constitución.*

*Ahora bien, ubicados sobre la naturaleza del derecho, frente a una problemática de salud, como conclusión de este conocimiento, es que su sola garantía constitucional posiciona favorablemente frente a la presunta falta de normas específicas sobre la materia o si las mismas fueren insuficientes.*

*Sin perjuicio de ello, la normativa infra constitucional es abundante.*

---

® *Guía Básica de Salud y Discapacidad - Dra. María Inés Bianco y Dra. Leticia L. Crescentini.*
*Asociación de ayuda al paciente con inmunodeficiencia primaria* www.aapidp.com.ar

# Alternativa de cálculo de cobertura de medicamentos en una Obra Social Universitaria.

## Legislación sobre salud en Argentina

Si bien cada Provincia tiene su propia normativa, atento que la legislación de salud constituye una competencia no delegada por las jurisdicciones en el Gobierno Nacional, ello no es excusa para brindar un piso de cobertura menor, porque nos hallamos frente a derechos sociales exigibles constitucionalmente garantizados y normas de orden público. En Argentina en materia sanitaria, pese a la competencia-facultad que tiene cada Provincia para dictar su propia normativa, que es concurrente con la Nación, existe una tendencia en uniformar la legislación, ya sea a través de la adhesión de las legislaturas provinciales a la normativa sancionada por el legislador nacional, o mediante la creación de similares normas.

Según *Bernardita Berti García (c),* la facultad de cada Provincia de establecer sus propias normas en materia de salud, supone por un lado una riqueza legislativa, pero por otro el desafío consiste en extender la normativa a fin de brindar a toda persona - independientemente del lugar donde resida- la posibilidad de beneficiarse con ella.

Dicho esto, es necesario mencionar, que en Noviembre de 2012 el Ministerio de Salud de la Nación presentó el Atlas de Legislación Sanitaria de Argentina, un compendio de leyes, resoluciones y disposiciones del campo de la salud realizado con el asesoramiento técnico e informático del Centro de Gestión Información y Conocimiento de la Organización Panamericana de la Salud (OPS), oficina regional de la Organización Mundial de la Salud (OMS).

Con información de las 24 jurisdicciones del país, el portal *Atlas Federal de la Legislación Sanitaria de la República Argentina (d)* está disponible en internet para decisores políticos y la comunidad en general, el mismo se desarrolla y funciona en la Dirección Nacional de Regulación Sanitaria y Calidad en Servicios de Salud del Ministerio de Salud de la Nación.

---

*(c) Bernardita Berti García, Coordinadora del Proyecto Mapa Legislativo.* http://www.mapalegislativo.org.ar
*(d). Atlas Federal de la Legislación Sanitaria de la República Argentina*

# Alternativa de cálculo de cobertura de medicamentos en una Obra Social Universitaria.

El atlas tiene como antecedente al sitio *Legisalud Argentina* *(e)*, que nació en 2007 tras una resolución ministerial 1673/2007 y fue incluido en la *Biblioteca Virtual en Salud de Argentina* *(f)*. Además, la información de este sitio resulta de utilidad para *el Portal Regional de Legislación en Salud* *(g)*, coordinado por *BIREME-OPS/OMS* *(h)*.

El Atlas es una herramienta muy importante en un país federal para permitir el acceso a leyes y normas de los legisladores en salud así como de los mismos profesionales del sector.

Este instrumento permite comparar las leyes, normas y regulaciones brindando los elementos de juicio que permitan a los legisladores provinciales y nacionales abordar asuntos vinculados a la salud. Según *Pier Paolo Balladelli* *(i)* Argentina es el país mejor ubicado de la región en cuanto a la organización de esta base de datos.

Esta herramienta incorpora información sobre legislación comparada, establece fortalezas y debilidades del marco legal en las provincias y a nivel nacional, y se presenta de forma accesible a la comunidad.

Contiene información brindada por la cartera sanitaria, el Consejo Federal de Salud (COFESA) y el Consejo Federal Legislativo de Salud (COFELESA), entre otros organismos. Este instrumento será clave para facilitar la elaboración de políticas públicas en salud.

---

http://www.legisalud.gov.ar/atlas/categorias/acerca.html
(e). Legisalud Argentina www.legisalud.gov.ar
(f). Biblioteca Virtual en Salud de Argentina www.bvs.org.ar
(g). Portal Regional de Legislación en Salud. (http://www.legislacion.bvsalud.org).
(h). BIREME centro especializado en información científica y técnica en salud para la región de América Latina y el Caribe
(i). Pier Paolo Balladelli. Representante de la Organización Panamericana de la Salud en Argentina

# Alternativa de cálculo de cobertura de medicamentos en una Obra Social Universitaria.

## Cobertura de Salud propiamente dicha.

La cobertura de salud en la normativa infra constitucional aplicable se encuentra instrumentada fundamentalmente en las siguientes:

1.- Ley de Enfermedades Poco Frecuentes - Ley 26.689

2. PMO – Programa Médico Obligatorio (compresivo de normativa sobre Plan Materno Infantil y sobre "Programa Nacional sobre Salud Sexual y Procreación Responsable del Ministerio de Salud").

## Ley de Enfermedades Poco Frecuentes (EPOF) - Ley 26.689.

"...El objeto de la presente ley es promover el cuidado integral de la salud de las personas con Enfermedades Poco Frecuentes (EPF) y mejorar la calidad de vida de ellas y sus familias.

ARTICULO 2º — A los efectos de la presente ley se consideran EPF a aquellas cuya prevalencia en la población es igual o inferior a una en dos mil (1 en 2000) personas, referida a la situación epidemiológica nacional...."

## PMO - Programa Médico Obligatorio.

El Programa Médico Obligatorio conocido comúnmente como PMO, está contemplado en una resolución del Ministerio de Salud de la Nación número 201/2002 y que luego fuera actualizada y completada por otras normas, entre ellas la resolución 1991/2005, la Resolución 310/2004, la 1561/2012 y normas concordantes (leyes 25.415 de Hipoacusia, epilepsia 25.404, 26.396 de trastornos alimentarios, 26.588 enfermedad celíaca, etc.).

Se trata de una norma de política nacional, que establece un "piso mínimo obligatorio" tanto para Obras Sociales como para Entidades que presten servicios de salud pre pagos. *Es un piso, no un techo, es ejemplificativo y no taxativo*, pues una norma administrativa no puede excluir coberturas de salud por el solo hecho de no contemplarlas. La jurisprudencia de los Tribunales es constante al sostener que se trata de una cobertura mínima obligatoria.

*(F., R. c/ INSSJYP s/ ley de discapacidad SENTENCIA.CAMARA FEDERAL DE APELACIONES DE MAR DEL PLATA., 27/3/2015.)*

# Alternativa de cálculo de cobertura de medicamentos en una Obra Social Universitaria.

Este piso PMO resulta obligatorio para todas las entidades que presten servicios de salud, es decir: Agentes del Seguro de Salud, entidades pre pagas, obras sociales con ley propia de creación (Obras Sociales Universitarias, Poder Judicial, Colegio Escribanos, etc.), obras sociales provinciales: (IOMA, Ipam, Iosper, Iss, etc.).

Este programa médico implica un piso prestacional, como norma de política nacional de Salud por haber sido emitido por el Ministerio de Salud de la Nación, debiendo aclarar que no existen ciudadanos con mejor derecho a cobertura que otros.

En cuanto a *Medicamentos* el PMO *(Resol.310/2004 Min.de Salud)* establece tres criterios:

A) Cualquier medicamento tiene una base mínima de cobertura del 40%, algunos Agentes del Seguro de Salud, establecen porcentajes mayores según el Plan Superador.

B) Para el supuesto de enfermedades crónicas y prevalentes (es decir aquellas patologías que comúnmente afectan a una parte mayoritaria de la población con carácter de perdurabilidad en el tiempo, como asma, alergias, hipertensión, tiroidismo, etc.), la cobertura es del 70%.

C) Para el supuesto de enfermedades de "alto costo "y patologías de "baja incidencia" la cobertura es del 100%, considerándose de "alto costo" cuando el medicamento supera el valor del salario mínimo vital y móvil.

# Alternativa de cálculo de cobertura de medicamentos en una Obra Social Universitaria.

## 2-b) NORMATIVA EN LA COBERTURA DE MEDICAMENTOS.

Análisis retrospectivo y estado actual de la legislación de medicamentos en Argentina:

*Las principales normativas, leyes y decretos que regulan el registro y circulación de medicamentos en Argentina son las siguientes:*

- *La llamada ley Oñativia N° 16.463 y su decreto reglamentario (que fuera parcialmente derogado durante el gobierno de Ongania) N° 9763/64.*
- *Luego en el año 1992, se elabora el decreto 150/92 que es el que rige en la actualidad. El mismo fue modificado por los decretos 1890/92 y 177/93. Por decreto 1490/92 se crea la ANMAT.*(6)
- *En 1996 se sancionan las leyes 24481 y 24572 de patentes medicinales, por decreto 492/95 se crea el Programa médico Obligatorio – PMO.*
- *En 2002 se sanciona la ley de prescripción de medicamentos por su nombre genérico,*
- *y en el 2011 por Resolución Ministerial 435/2011 y disposición 3683/2011 de Anmat se crea el sistema nacional de trazabilidad.*

En el año 1964 la ley de Medicamentos N° 16.463 y su Decreto Reglamentario (como se dijo parcialmente derogado) N° 9763/64,   estableció el régimen de los precios de los productos farmacéuticos, así como las bases actuales de la vigilancia sanitaria en relación a drogas, productos químicos, reactivos, formas farmacéuticas, medicamentos, elementos de diagnostico y todo otro producto de uso y aplicación en la medicina humana.

En el año 1992, al derogar disposiciones sobre registro, vigentes desde 1964, los Decretos No. 150 y 1.890 clasifican para tales efectos a los productos farmacéuticos en tres categorías diferentes:

1. *Medicamentos innovadores*, o sea los constituidos por principios activos que no se han registrado previamente en el país o que presentan alguna novedad o ventaja terapéutica por su forma farmacéutica o vía de administración, dosis o concentración, o por proponerse para una nueva indicación terapéutica.

---

(6)_ANMAT_: *La Administración Nacional de Medicamentos, Alimentos y Tecnología Médica es la autoridad regulatoria que garantiza que los medicamentos, alimentos y dispositivos médicos a disposición de los ciudadanos posean eficacia (que cumplan su objetivo terapéutico, nutricional o diagnóstico) seguridad (alto coeficiente beneficio/riesgo) y calidad (que respondan a las necesidades y expectativas de la población).*
*Así es que los productos regulados por la ANMAT son: medicamentos, alimentos, productos médicos, reactivos de diagnóstico, cosméticos, suplementos dietarios, productos de uso doméstico (domisanitarios), productos de higiene oral de uso odontológico y productos biológicos.*

2. *Medicamentos autorizados para su consumo en el mercado interno* de países con sistemas adecuados de registro y control, taxativamente enumerados en un Anexo I, bajo la presunción de que tales registros se han hecho con todas las garantías que aseguran la eficacia e inocuidad para su uso por la población en general.

El registro de estos productos farmacéuticos se realizará en forma automática previa verificación de la documentación que acredite la aprobación, registro y comercialización en alguno de los países mencionados, y siempre y cuando no haya sido rechazado o retirado del mercado en alguno de ellos.

El registro solo será válido para la importación proveniente de esos países y no para su elaboración en la Argentina. Estas condiciones permiten el registro "automático" del medicamento.

3. *Medicamentos similares a los ya registrados para su comercialización en el mercado local.* Los productos farmacéuticos incluidos en esta categoría podrán ser elaborados en el país o importados de países ingresados en una segunda lista que incorporará a los que emitan certificados de exportación en los términos recomendados por la OMS (Resolución WHA 41.1811988) y que posean un grado de desarrollo científico y técnico de su industria farmacéutica aceptable para los Ministerios de Salud y Acción Social y de Economía.

Además el Decreto 150/92 estableció adicionalmente, en su Capítulo IV, la obligatoriedad del uso de los nombres genéricos en todos los textos normativos, en las adquisiciones de medicamentos que realice la administración pública nacional, en los rótulos y prospectos de productos farmacéuticos y en las prescripciones médicas, sí bien de acuerdo con las Resoluciones No. 268 y 748, el médico podrá agregar una marca si desea que esta sea la única dispensada imposibilitando la sustitución genérica. Los farmacéuticos deben ofrecer al público las especialidades medicinales que correspondan al medicamento prescripto por el nombre o los nombres genéricos de sus principios activos componentes de la formulación. También produjo modificaciones en relación a las exigencias de los prospectos, y además exige la incorporación de las reacciones adversas.

En noviembre de 1992 nace la *Administración Nacional de Medicamentos Alimentos y Tecnología Médica (ANMAT)* con el objetivo de conformar una estructura profesional, material y humana que estuviera a la altura de los desafíos que, en material de salud, se planteaban de cara a los comienzos del Nuevo milenio. La ANMAT es un organismo descentralizado perteneciente a la Administración Pública Nacional creado mediante decreto 1490/92 en cumplimiento de los objetivos prioritarios de las políticas de salud dispuestas por el Poder Ejecutivo Nacional.

Su misión es realizar las acciones conducentes al registro, control, fiscalización y vigilancia de la sanidad y calidad de los productos, sustancias, elementos, procesos, tecnologías, y materiales que se consumen o utilizan en medicina, alimentación y cosmética humanas y de controlar las actividades y procesos que median o están comprendidas en estas materias.

En el año 1993 se modifica la reglamentación del decreto en algunos de los artículos, por el Dto. 177/1993 que incorpora la posibilidad de poder prescribir por genéricos o no, define el contenido de las solicitudes de inscripción en el Registro de Especialidades Medicinales o Farmacéuticas autorizadas y la información requerida para las especialidades medicinales o farmacéuticas importadas.

En el año 1996 Ley de *patentes medicinales* Nº 24481 y modificada por la 24572

Patentes medicinales:

*Según Matías Vernengo y Esteban Pérez Caldentey (j) "...una patente es el derecho exclusivo a la explotación de una invención sobre un periodo de tiempo limitado dentro del país donde se solicita. Las patentes son concedidas para aquellos inventos originales, novedosos (no obvios) y que tienen una aplicación industrial (útiles).*

*Hay otros tipos de derechos exclusivos sobre cualidades intangibles, derechos de escritor, diseños protegidos, marcas de fábrica, pero estas patentes tienen una protección más amplia y se extienden por más tiempo".*

(j). Vernengo M, Pérez J. Análisis de legislación comparada de medicamentos. Revisión y análisis de la legislación vigente en los países objeto de estudio.1992.Edición digital. Biblioteca Digital de la Universidad de Chile (SISIB) On line www.trantor.sisib.uchile.cl/bdigital

# Alternativa de cálculo de cobertura de medicamentos en una Obra Social Universitaria.

*Debido a este control sobre la tecnología, el poseedor de la patente está en posición de fijar el precio competitivo más alto por el correspondiente bien o servicio, lo cual permite recuperar los gastos de la invención. En recompensa el aplicante debe publicar el invento en el texto de la aplicación, el cual es publicado varios meses después de la aplicación. Como una patente es válida solo dentro del país en el cual es otorgada, está sujeta a las leyes nacionales y a litigios de cortes nacionales.*

*Según Bakke OM, Carné Cladellas, X y García Alonso F. (k) "...Las empresas propietarias de fármacos originales procuran proteger sus descubrimientos mediante la síntesis y la descripción de la actividad farmacológica, no solo del candidato seleccionado sino también de sus análogos.*

*Ello se hace así para incluirlos en la patente con el fin de que la competencia no pueda introducirse en el campo.*

*Tanto el sector público como el sector privado contribuyen a la investigación y el desarrollo de preparaciones farmacéuticas. Muchos de los descubrimientos de medicamentos nuevos tienen lugar en el sector público. El sector privado, que se centra en el desarrollo, depende en gran medida de las patentes. Aunque se supone que éstas recompensan auténticas invenciones, la laxitud de las normas acerca de la patentabilidad y los fallos de los procedimientos permiten obtener protección para innumerables desarrollos de poca importancia. Estas patentes, aunque poco consistentes y posiblemente carentes de validez en muchos casos, se usan para restringir la competencia y retrasar la introducción de medicamentos genéricos"*

La ley de patentes medicinales se ha instalado definitivamente en el sector económico-sanitario enfrentando a los laboratorios nacionales con los extranjeros. La ley, que fue sancionada en nuestro país en 1995 pero su inicio de aplicación se prorrogó a 5 años, protege los derechos de autoría de las empresas del exterior que desarrollan nuevos productos, por lo cual los laboratorios nacionales deberán pagarles regalías por copiar sus productos en este país.

---

*(k). Bakke OM, Carné Cladellas X, García Alonso F. Ensayos clínicos con medicamentos. Fundamentos básicos, metodología y práctica.Cap.V.Investigación y desarrollo de nuevos fármacos. 1° Edición. Barcelona Doyma 1994; 73-103*

# Alternativa de cálculo de cobertura de medicamentos en una Obra Social Universitaria.

Hasta ese momento, los laboratorios locales plagiaban las fórmulas de los medicamentos y los comercializan al mismo precio, siendo sus ganancias mayores que las de los inventores por el hecho de no haber invertido recursos en investigación y desarrollo.

Esto no significó que los productos de laboratorios de investigación desde octubre de 2000 estuvieran protegidos por patentes, ni mucho menos que las copias de ellos a partir de esa fecha estén pagando regalías a los laboratorios de invención. La ley establece que las patentes regirán sólo para aquellos productos cuyo proceso internacional de patentamiento empezó después de la sanción de la misma en 1995. Si un laboratorio lanzó al mercado un producto cuyo trámite internacional de patentamiento se inició en 1994, éste no está cubierto por la ley de patentes y puede ser copiado sin pagar nada al laboratorio de invención.

En la Argentina se han otorgado muy pocas patentes de producto – en el año 2012 solo 2 que representan el 3,6% de las patentes de ese año.

Si existen en el mercado más de 5.000 fármacos que incluyen 17.000 presentaciones medicinales, resulta difícil de explicar el impacto que puede tener en el precio de los medicamentos que muy pocos de ellos tengan patentes.

Dado que la ley argentina de patentes no incluye la exigencia de fabricación local de un medicamento -como sí ocurre en la legislación brasileña- los fabricantes nacionales (reunidos en las Cámaras CILFA y COOPERALA) piden que se obligue a sus pares extranjeros a elaborar en el país los medicamentos que comercializan, y así incorporar en la ley el mencionado artículo.

Los laboratorios argentinos no reniegan del pago de royalties pero esperan poder lograr licencias compulsivas, esto es, que se autorice a las firmas nacionales que lo soliciten, a fabricar compuestos ajenos si las compañías foráneas dueñas de las fórmulas no quieren elaborar el nuevo medicamento en nuestro país.

Las empresas nacionales buscan realizar algunas correcciones en la ley para que la norma resulte más beneficiosa para su sector y porque sostienen que si la ley no es reformada, se provocarían dificultades en la economía nacional con aumentos de precios y un desbarajuste en la balanza comercial. Mientras tanto, los laboratorios extranjeros (agrupados en CAEME) no quieren que la ley sea modificada.

# Alternativa de cálculo de cobertura de medicamentos en una Obra Social Universitaria.

*Según Pablo Challú [l] "...teniendo en cuenta los tres elementos fundamentales que hacen a una buena política de medicamentos: accesibilidad, control de la calidad para que los productos sean seguros y desarrollo de la industria instalada en el país, en particular, la nacional, aunque si tenemos un mercado en el que puedan convivir la industria nacional con la extranjera, mucho mejor.*

*El arte para alcanzar una buena política de medicamentos está en lograr el equilibrio de los tres elementos"*

*Según Jorge Otamendi [m] "...el sistema de patentes es el más conocido para estimular la investigación y el desarrollo y no hay otro más barato y efectivo, lo cual está probado en los países en los cuales se ha experimentado el tema. Los que han ensayado eliminar este esquema, lo único que han logrado es disminuir considerablemente los niveles de investigación y desarrollo".*

Con respecto al tema de la fabricación local, un gran porcentaje de empresas, tanto de capital extranjero como nacional, utiliza drogas básicas extranjeras para la fabricación de los medicamentos. La industria farmacéutica se concentra más en elaborar el producto utilizando la droga básica importada porque fabricarla en nuestro país no es económicamente redituable.

Es una contradicción exigirle al titular de la patente fabricar localmente y a aquel que quiere obtener una licencia obligatoria no imponerle la misma exigencia y permitírsele importar.

En el año 1999 el Anmat emite la disposición 3185 que reglamenta y propone la biodisponibilidad de los medicamentos y propone un cronograma.

En el año 2002 se promulga La Ley 25.649 de Prescripción de Medicamentos por su Nombre Genérico, que obliga a todos los prescriptores a hacerlo por nombre genérico o denominación común internacional (DCI).

*l). Pablo Challú – Ex Director Ejecutivo del Centro Industrial de Laboratorios Farmacéuticos Argentinos (CILFA).*
*Revista Médicos N° 11, página 26. Diciembre 2014 www.revistamedicos.com.ar/numero11/pagina26.htm*
*(m). Jorge Otamendi – Ex representante de la Cámara Argentina de Especialidades Medicinales Extranjeras (CAEME).*
*Revista Médicos N° 11, página 26. Diciembre 2014www.revistamedicos.com.ar/numero11/pagina26.htm*

# Alternativa de cálculo de cobertura de medicamentos en una Obra Social Universitaria.

En el año 2011 La Resolución del Ministerio de Salud N° 435/2011 y la Disposición del ANMAT 3683/2011 son la normativa inicial aún vigente en materia de trazabilidad de medicamentos, luego el ANMAT emitió las disposiciones 1831/2012, 247/2013, 963/2015 y 6301/2015 ampliativas y complementarias.

## Trazabilidad

Según la COFA *(p)* "*...la trazabilidad es una herramienta eficaz que garantiza al paciente, la calidad y seguridad de los medicamentos a los que expone el cuidado de su salud. De igual forma, se evitan perturbaciones en los agentes financiadores, asegurando la viabilidad del sistema en su integridad, controlando en tiempo real las transacciones de los medicamentos, verificando el origen de los mismos, y registrando la historia de localizaciones y traslados a lo largo de toda la cadena de distribución y de provisión. De tal manera es posible detectar todas aquellas anomalías que pueden presentarse en el tránsito del medicamento desde su origen hasta la dispensa.*

*Un adecuado sistema de trazabilidad permite, por ejemplo, la localización inmediata de los medicamentos que por diferentes motivos, sanitarios o no, hubieran de ser retirados o impedidos de que lleguen al circuito asistencial o comercial".*

## Originales, copias y genéricos en la Argentina

*Según Juan Antonio Mazzei (q) "...en lo que a medicamentos se refiere, existen tres situaciones diferentes: los productos originales, las copias y los productos genéricos.*

*Cuando un laboratorio farmacéutico de investigación lanza al mercado un nuevo producto, ha debido pasar por las etapas de fabricación, pruebas preclínicas e investigaciones clínicas. En los países con ley de patentes, el registro del medicamento se inicia en etapas tempranas de la investigación, e insume por lo general más de cinco años. Las patentes de especialidades medicinales pueden ser de procedimiento o de producto. Las primeras registran la fabricación del medicamento, mientras que las segundas patentan el producto en sí mismo.*

---

*(p) COFA – confederación Farmacéutica Argentina -* http://servicios.fofa.org.ar/trazabilidad/
*(Q)Juan Antonio Mazzei nota para LA NACION -* 24/2/2002 - http://www.lanacion.com.ar/210367/el problema de los medicamentos en la argentina.

# Alternativa de cálculo de cobertura de medicamentos en una Obra Social Universitaria.

*Luego de un determinado período, en general de más de 10 años, los productos farmacéuticos dejan de estar protegidos por la ley de patentes y pueden ser copiados sin pagar ninguna regalía al laboratorio de invención.*

*Esa copia, para ser denominada genérica, debe ser químicamente idéntica al producto original y poseer además las mismas acciones terapéuticas que aquél, es decir, debe tener la misma calidad. La calidad se mide mediante pruebas in vitro realizadas en el laboratorio y pruebas in vivo con seres vivientes. En estas últimas se determina la bioequivalencia, efecto terapéutico y la biodisponibilidad, nivel de concentración. Estos estudios se deben realizar en unidades de farmacología clínica habilitadas a tal efecto bajo rigurosas condiciones científicas.*

*Las pruebas in vivo requieren de personas sanas a las que se les administra la droga, se les extrae periódicamente sangre para realizar diversas determinaciones, y se controlan los efectos secundarios y la concentración del medicamento.*

*Cuando en una farmacia se vende por ejemplo una penicilina genérica, la única garantía que tiene el usuario de que la que vale menos tiene la misma calidad que la original del laboratorio de invención es que esté certificada por la autoridad sanitaria.*

## Los medicamentos genéricos

*Según Juan Antonio Mazzei (n) "...no existe una ley de medicamentos genéricos y lo que se comercializa como tales son copias donde existe similitud química, pero no existen garantías de que los efectos terapéuticos sean iguales. Queda claro que si bien no existen pruebas de que las copias sean de menor calidad, tampoco las hay que sean de igual calidad, porque los estudios de bioequivalencia y de biodisponibilidad sencillamente no han sido hechos".*

Después de un inexplicable retraso, mediante la resolución 40/01, la Secretaría de Política y Regulación Sanitaria dispuso la obligatoriedad de los estudios de biodisponibilidad y bioequivalencia, pero la Administración Nacional de Medicamentos, Alimentos y Tecnología (Anmat) modificó los plazos postergándolos hasta diciembre de 2002.

---

*(n). Juan Antonio Mazzei - profesor titular de Medicina de la Universidad de Buenos Aires y Ex director del Hospital de Clínicas. Revista Médicos Nº 23, página 46 http://www.revistamedicos.com.ar/numero23/pagina46.htm*

# Alternativa de cálculo de cobertura de medicamentos en una Obra Social Universitaria.

Téngase en cuenta que este vacío legal, que se opone a las recomendaciones de la Organización Mundial de la Salud, según *Juan Antonio Mazzei (n)* "... *hoy nadie puede decir en la Argentina cuál es la calidad terapéutica de las copias. Es decir, en la Argentina no hay genéricos y cuando se piensa que se pueden reemplazar los productos originales por "genéricos" para abaratar los precios se está hablando de algo que no existe. Lo que hay son copias o medicamentos similares.*

*Es una tarea del Estado garantizar que los medicamentos existentes en el mercado sean de la misma calidad que los originales".*

Programa Medico Obligatorio:

En cumplimiento del Decreto 492/95, el Ministerio de Salud y Acción Social aprobó, a través de la Secretaría de Políticas de Salud y Regulación Sanitaria, el programa de prestaciones médico-asistenciales bajo la denominación de Programa Médico Obligatorio – PMO- como un listado de las prestaciones que obligatoriamente deben brindar las obras sociales nacionales. El PMO entró en vigencia a partir de la publicación de la Resolución (MS) N° 247 del año 1996.

Se trata de una canasta básica de servicios y medicamentos que incluye medicina preventiva y ambulatoria, cobertura de las madres durante el embarazo y el parto, cobertura de los niños durante el primer año de vida, visitas programadas a consultorio, emergencias, internación, cirugía de menor y mayor complejidad, salud mental, odontología, prácticas kinesiológicas y fonoaudiológicas de rehabilitación.

El Programa Médico Obligatorio incluyó en su inicio la cobertura del 40 % del costo de los medicamentos y 100 % durante la internación, como así también el 100 % de los medicamentos oncológicos, hemodiálisis y diálisis, etc.

*(n). Juan Antonio Mazzei - profesor titular de Medicina de la Universidad de Buenos Aires y Ex director del Hospital de Clínicas. Revista Médicos N° 23, página 46 http://www.revistamedicos.com.ar/numero23/pagina46.htm*

Desde su sanción, en el año 1996, el PMO sufrió tres modificaciones:

- En octubre de 2000 la resolución 939 incluyó la obligatoriedad de un sistema de medicina familiar para el primer nivel de atención.

- En abril de 2002 la resolución 201 introdujo un "PMO de Emergencia" para afrontar la crisis.

- En abril de 2004, se sancionó la resolución 310 que elevó al 70 % el descuento en medicamentos para patologías crónicas, como diabetes, hipertensión, insuficiencia cardíaca, hipercolesterolemia, enfermedad coronaria, epilepsia, asma y otras.

## 3. CONTEXTO DE LA INVESTIGACIÓN

# Alternativa de cálculo de cobertura de medicamentos en una Obra Social Universitaria.

## 3-a) ANALISIS DE LA ORGANIZACIÓN OBJETO DE ESTUDIO:

La prestación de salud siempre es un tema de relevancia para cualquier trabajador. Los trabajadores de la Universidad Nacional de Mar del Plata, no fueron ajenos desde la creación de la misma, hace más de 50 años, de la importancia de contar con una organización que garantizara los servicios básicos de salud.

Desde que iniciara su actividad, la Universidad Nacional de Mar del Plata dio cobertura de salud a sus trabajadores a través del Instituto de Obra Médico Asistencial (IOMA) hasta el año 1978, momento en que la prestación pasó a la Obra Social para la actividad docente (OSPLAD). Hasta el año 1991, la vinculación con OSPLAD se renovaba automáticamente por lapsos anuales. Los servicios que brindaba no eran los esperados por los trabajadores. En los primeros meses hubo importantes irregularidades en la prestación de los servicios contratados, luego se normalizó la prestación, hasta que los servicios fueron sufriendo una degradación paulatina y sostenida a nivel local y nacional, con algunas interrupciones de importancia.

Es así que, desde distintos ámbitos de la Comunidad Universitaria (gremios y autoridades) se fueron gestando acciones que derivaron en la sanción de la ordenanza del Honorable Consejo Superior 705/90, que en su parte resolutiva ordena "..la aprobación de un organismo destinado a administrar los recursos previstos para atender las necesidades de cobertura mutual y médico asistencial del personal de la Universidad Nacional de Mar del Plata, que actualmente se derivan al OSPLAD". Imitando así a otras Universidades Nacionales que ya habían logrado organizar instituciones propias con este fin.

De esta forma se dio creación a la Obra Social Universitaria: Servicio Universitario Medico Asistencial – SUMA, Obra Social del personal de la Universidad Nacional de Mar del Plata, Organización de Salud elegida para el caso de análisis.

Antes de comenzar a describir algunas de las características de esta Obra Social es necesario resaltar el lugar que ocupan estas entidades dentro del Sistema de Salud de nuestro país.

El Sistema de Salud Argentino se subdivide en tres subsistemas:

- El sistema público.
- El sistema de seguridad social.
- El sistema privado.

# Alternativa de cálculo de cobertura de medicamentos en una Obra Social Universitaria.

El Sistema Público asiste aproximadamente al 35% de la población y esta segmentado en tres niveles: nacional, provincial y municipal.

El Sistema de Seguridad Social asiste al 55 % de la población. Está fundamentalmente integrado por todas las Obras Sociales Provinciales (Institutos), el PAMI, la Obra Social del Poder Legislativo, la Obra Social de las Fuerzas Armadas (IOS), todas las Obras Sociales Sindicales (ley 23.660) y las Obras Sociales Universitarias.

Por último el Sistema Privado asiste al 10% restante de la población, estando integrado fundamentalmente por las Prepagas, Mutuales y Cooperativas.

La organización de salud elegida para el caso de análisis, inicialmente se denominó Servicio Medico Asistencial (SMA), esta propuesta fue reemplazada por la actual Servicio Universitario Médico Asistencial (SUMA) al poco tiempo de existencia.

Se sostuvo y se apuntaló en épocas malas como las del triste *corralito* del cual se pudo gestionar todo lo necesario para el bien de la organización, además la tasa de inflación fue disminuyendo considerablemente a la de los inicios, lo que hizo rendir de mejor manera sus ingresos.

Estos hechos forjaron, junto con la retracción inicial al consumo por parte de sus beneficiarios, la solidez de esta institución convirtiéndola casi inmediatamente en superavitaria.   Esta solidez proporcionó la base de su crecimiento que tuvo como pilar fundamental, en el marco de momentos de crisis, la puntualidad en los pagos a prestadores, que pronto confiaron en este proyecto y que aún hoy es valorado por ellos.

Es una Obra Social con más de 25 años de antigüedad, actualmente enmarcada dentro de la ley 24.741 ley de Obras Sociales Universitarias (sancionada en el año 1996), formando parte de la Organización que nuclea a todas las Obras Sociales de Universidades Nacionales: la red COSUN (Consejo de Obras Sociales de Universidades Nacionales), desde su creación ha contado con una población de beneficiarios pequeña, sana y joven, poco demandante, con instrucción suficiente, y una buena calidad de vida, que no resulta una población sustancialmente consumidora de los servicios de salud.

Acompañando su crecimiento es que se dio creación a un servicio propio de salud de atención primaria, a una farmacia y a una óptica propia para reducir costos y ampliar las coberturas con los mismos recursos.

# Alternativa de cálculo de cobertura de medicamentos en una Obra Social Universitaria.

Hace unos pocos años se modificó sustancialmente la forma de gestionarla, generándose desde su cúpula – Consejo Directivo - un espacio deliberativo más amplio y más participativo.

Este cambio generó una modificación fundamental en su organigrama, desdoblando la anterior Dirección General – cargo máximo de la estructura propia - en 2 direcciones, dividiendo sus funciones y quedando unas a cargo de la Dirección de Prestaciones, a cargo del anterior Director General, mientras que se incorporó un nuevo profesional para ocupar el cargo de Director Administrativo quien tiene a cargo el gerenciamiento de la farmacia propia.

**SU VISIÓN:** Suministrar a través de efectores propios o de terceros, y en forma solidaria, servicios médicos-asistenciales a todos sus afiliados, que contribuyan a mejorar y prolongar su calidad de vida, desarrollando para ello estrategias de prevención y atención, con la mayor cobertura que su situación económico-financiera lo permita y según las reglamentaciones que dicte su Consejo Directivo *(Art.2 Estatuto de la Organización)*

**SU MISIÓN:**

- Proveer una cobertura médico asistencial excediendo lo satisfactorio para todos los beneficiarios y sus familias en un entorno de solidaridad y equidad.
- Establecer un vínculo con el beneficiario que trascienda la relación paciente-obra social y abarque el ámbito cultural, social y recreativo.
- Mantener un alto nivel de profesionalismo en los servicios de salud que brinda, buscando permanentemente alcanzar estadíos superiores en términos de calidad y atención puntual y eficaz.

# Alternativa de cálculo de cobertura de medicamentos en una Obra Social Universitaria.

**3-b) PRESTACIONES QUE BRINDA Y/O FINANCIA:**

Las autoridades de la Obra Social, definieron que las prestaciones médicas asistenciales que tiene establecido esta Entidad se brindarán en el ámbito territorial de los Partidos de General Pueyrredon y de Balcarce, y con los efectores de salud con los cuales la Obra Social posea convenio.

La cobertura mínima de salud a nivel nacional se encuentra definida por el Programa Médico Obligatorio de Emergencia (PMOE) que establece las prácticas que comprende, el porcentaje de cobertura y el coseguro a cargo de los afiliados.

El esquema prestacional (abreviado) actual de la Obra Social es el siguiente:

| Prácticas / Planes | Básico | Materno | Crónicos | Oncológicos |
|---|---|---|---|---|
| Consulta Médica *(I)* | Bono | 100% | Bono | Bono |
| Consulta Guardia *(I)* | 100% | 100% | 100% | 100% |
| Prácticas Ambulatorias *(II)* | 75% | 100% | 75% | 100% |
| Internación *(V)* | 100% | 100% | 100% | 100% |
| Prácticas de guardia *(III)* | 75% | 100% | 75% | 100% |
| Sesiones psicología *(IV)* | Bono | Bono | Bono | Bono |
| Sesiones psiquiatría | Reintegro | Reintegro | Reintegro | Reintegro |
| Óptica-Armazones y cristales | 100% | 100% | 100% | 100% |
| Farmacia | 50% / 80% | 100% | 90% | 100% |

(I) Centro médico aceptó la utilización del Bono de la Obra Social (compra anticipada de Bonos). Valor actual del Bono $ 135, el afiliado abona la diferencia entre el honorario de acuerdo a la categoría del profesional.
(II) La cobertura se aplica sobre el Valor "promedio" de los convenios con prestadores, salvo en prácticas radiológicas, cardiología, traumatología y oftalmología que se mantiene como valor de referencia, el de un determinado convenio.
(III) La cobertura se aplica siempre sobre el valor de convenio del prestador
(IV) Cobertura SUMA del 50% valor sesión convenio con prestador Salud Mental
(V) 100% cobertura según convenio con el prestador. (HPC o FECLIBA)(7)

Este listado de prácticas (consultas–practicas ambulatorias–practicas en internación–practicas de guardia y psicología/psiquiatría) y servicios (óptica-farmacia), inicialmente se cubrieron con efectores externos.

Con el transcurso del tiempo y acompañando el crecimiento de la obra social, y para permitir realizar prácticas preventivas que en un futuro se traducirán en mejor calidad de vida de la población generando así un menor gasto en estas áreas, se creó un Servicio Propio de Salud.

---

*(7)HPC – FECLIBA: Se trata de dos prestadores de salud, el primero de ellos el Hospital Privado de la Comunidad – HPC, y el segundo la Federación de Clínicas de la Provincia de Buenos Aires – FECLIBA.*

# Alternativa de cálculo de cobertura de medicamentos en una Obra Social Universitaria.

Brindando originalmente servicios de odontología en forma exclusiva, al que luego se agregaron otras especialidades médicas de atención primaria.

Visualizando que no es posible entender una enfermedad o problema físico sin que se le asocie un medicamento que pueda tratar la dolencia detectada, ya sea interna o externa al cuerpo, y a efectos de poder monitorear el gasto en medicamentos y mantener el nivel de cobertura, amén de disminuir considerablemente los costos se dio creación a una Farmacia propia.

Actualmente, en la Farmacia Propia, se centraliza la dispensa del 95% de medicamentos ambulatorios de la Obra Social, el resto del gasto ambulatorio está distribuido en la red de farmacias que compone el Colegio Farmacéutico, fundamentalmente en horarios donde está cerrada la propia, o en casos de urgencia, y es sólo a través de la farmacia propia donde se brinda una amplia cobertura de medicamentos para los distintos planes con que cuenta esta Obra Social:

| Cobertura | Plan Básico | Planes de enfermedades crónicas (PEC) | Plan materno infantil (PMI) | Medicamentos especiales |
|---|---|---|---|---|
| SUMA | 50% - 80% | 90% | 100% | 100% |
| P.M.O. | 40% | 70% | 100% | 100% |

En todos los planes la cobertura se calcula aplicando el porcentaje sobre el precio de venta al público del medicamento que se dispense.

Puede apreciarse que algunas de estas coberturas son significativamente mayores que las dispuestas por el Programa Médico Obligatorio – PMO

## 4) METODOLOGIA

El estudio se centra en diseñar alternativas que resulten factibles en la práctica para proporcionar una cobertura de medicamentos más equitativa y sostenible para los afiliados de la obra social universitaria. El reconocimiento de la escasez de investigaciones sobre la disposición de medidas que favorezcan un consumo racional direcciona los esfuerzos hacia el desarrollo de una herramienta para el cálculo de un sistema de dispensa que brinde mayor cobertura a los afiliados por una parte y por otra, resulte sostenible en el tiempo para la obra social.

Para elaborar el diseño de investigación se define en primer lugar el tipo de investigación, positivista, a fin de dar respuesta al interrogante planteado sobre la contribución a realizar por una herramienta basada en el promedio de los precios de venta al público de los medicamentos, dirigida tanto a favorecer el consumo racional de los beneficiarios como a la reducción de costos para la obra social, manteniendo así los niveles de prestaciones ofrecidos hasta ese momento y la calidad de productos para su expendio.

La investigación adopta el paradigma positivista, con un método no experimental, de carácter cuantitativo dado que se realiza un análisis descriptivo de fuentes de información secundaria y un análisis de contenido de informes, actas y normativas institucionales.
A fin de brindar respuesta a la hipótesis y objetivos definidos, se define la investigación en las siguientes etapas:

- Etapa diagnóstica, cuyo objetivo es determinar el impacto económico del consumo para los beneficiarios y para la obra social universitaria
- Etapa de diseño, en la que se propone la elaboración de una metodología de cálculo a partir de la información analizada considerando que no ha sido posible encontrar bibliografía específica que tratara el tema.
- Etapa evaluativa, la cual compara los porcentajes de cobertura en el bienio 2011-2012 y el trienio 2013-2015 a partir de la aplicación de la metodología para proveer un sistema más equitativo de cobertura a los afiliados a la obra social universitaria y sostenible para la institución.

En la etapa diagnóstica se emplea el análisis estadístico descriptivo para los consumos de los afiliados en el bienio 2011-2012 a fin de abordar los valores de cobertura ofrecidos respecto de los consumos, es decir los perfiles de consumo así como la dispersión existente en los precios de venta de los productos vendidos según monodroga.
El primer análisis permite obtener perfiles de consumo locales respecto del consumo nacional respecto de la frecuencia, cantidad, tipo de medicamentos y elección de medicamentos frente a la diversidad de opciones disponibles para idéntica monodroga o acción terapéutica.
Posteriormente se realiza un análisis de la dispersión del precio del medicamento según monodroga a fin de determinar para las mismas propiedades curativas las diferencias de precio ofrecidas en el mercado. Este último análisis se realiza para el ranking entre los 8 a 12 medicamentos más vendidos en el mencionado bienio según monodroga, acción

# Alternativa de cálculo de cobertura de medicamentos en una Obra Social Universitaria.

terapeútica, presentación y dosis. La fuente de datos secundarios corresponde a los consumos realizados por los afiliados en la farmacia propia de la obra social y registrados en su sistema de dispensa de medicamentos e información estadística de ventas de tipo transaccional/administrativo/gerencial.

En la etapa de diseño se toma como punto de partida el estudio de Falbo (2003) *(s)* - *Estudio sobre el gasto en medicamentos en Argentina. PROAPS. Ministerio de Salud y Ambiente de la Nación Argentina,* para el análisis de la cobertura que se realiza en forma global a nivel país, que consideraba para el 75% de la población encuestada en la Encuesta Permanente de Hogares - EPH 96/97 con descuentos de la mitad o más en farmacias equivalía al pago de un 50-25%. En la actual EPH expresaría para el 50% de los encuestados un gasto del 50% en medicamentos mientras que para un 25% sería el 75%. Se elabora una propuesta de cálculo para la cobertura de medicamentos con valores de venta publicados y actualizados por sistemas como ALFA-BETA y KAIROS, atendiendo a la diversidad de la oferta en mercado para la monodroga recetada por el profesional médico en idénticas características de la prescripción (presentación y dosis) para determinar el valor de cobertura promedio.

Esta propuesta considera tres valores para el cálculo: valor fijo IOMA, precio de venta al público del producto de mayor venta y promedio de precios de venta al público, para la monodroga/acción terapéutica/ presentación y dosis solicitada.

Se adopta el análisis de contenido sobre artículos científicos, informes de gestión de la farmacia/obra social, actas de Consejo Directivo de la Entidad, resoluciones de Consejo Directivo y Memorias Anuales de la Obra Social.

En la etapa evaluativa se compara a través del valor total de cobertura de medicamentos y del valor a cargo de los afiliados, como así también del costo de ventas que surgen del análisis de contenido de los informes contables y de los Estados Contables de la obra social, mostrando la eficacia de la metodología de cobertura implementada.

---

*(s)* Falbo, R. E. (2003). *Estudio sobre el gasto en medicamentos en Argentina. PROAPS. Ministerio de Salud y Ambiente de Nación Argentina*

## 5) RESULTADOS

Las organizaciones prestadoras de servicios de salud exigen cambios constantes que le permitan cumplir sus objetivos básicos, ya que la inestabilidad y complejidad del mercado, ha puesto en evidencia las falencias de los sistemas de gestión basados únicamente en la medición de los aspectos financieros de una empresa.

Estos sistemas fracasaron al momento de explicar de un modo integral el funcionamiento de la organización y las causas de los resultados obtenidos. Actualmente se asiste a un ambiente de negocios cada vez más complejo, y competitivo, en el cual el sector salud, y más específicamente el sector de las Obras Sociales se encuentran adaptando el viejo modelo de gestión a los nuevos desafíos, por lo que todavía no existiría un modelo consolidado para las Obras Sociales.

Teniendo en cuenta lo expresado a-priori, y a partir del análisis de la información contenida en los Estados Contables de la Obra Social del caso de análisis, otra de detalle disponible y de lo dispuesto por el Programa Medico Obligatorio, en lo referido a cobertura de medicamentos, puede afirmarse que es posible implementar herramientas que contribuyan a mejorar la sostenibilidad de la entidad, que permita, entre otras cosas, no claudicar en las conquistas sanitarias alcanzadas a los largo de su historia, como los es la mayor cobertura de medicamentos en referencia a los que prevé el PMO, tanto en medicamentos ambulatorios con cobertura básica, como para los planes crónicos.

Persiguiendo esa premisa y tratando de morigerar el crecimiento del valor monetario, que durante varios ejercicios económicos ha representado la cobertura de medicamentos con los actuales porcentajes de cobertura, *se elaboró una alternativa de cálculo de la cobertura de medicamentos que no implico la disminución de los porcentajes citados* afirmando que se pudo mantener las mismas características y calidad de los productos dispensados con un menor costo, tanto para el afiliado como para la Obra Social.

# Alternativa de cálculo de cobertura de medicamentos en una Obra Social Universitaria.

5-a) ESTUDIO DEL PERFIL DE CONSUMO SEGÚN MONODROGA Y ACCIÓN FARMACOLOGICA (TERAPÉUTICA).

El perfil de consumo según monodroga y acción farmacológica de los afiliados a la Obra Social forma parte de un contexto nacional, donde cada argentino adquiere, en promedio, 16 cajas o envases por año. (Según datos de la Confederación Farmacéutica Argentina - COFA)

Las ventas de la industria farmacéutica argentina aumentan año a año y al parecer siguen sin encontrar su techo. En 2002 se comercializaron 267 millones de unidades (blisters, cajas y frascos) de medicamentos de venta libre y bajo receta, lo que significa que en aquel año se consumieron 7 remedios por habitante. En 2008 las ventas ya habían trepado a 512 millones de unidades, es decir a 13 per cápita. En apenas seis años prácticamente se duplicó el consumo entre los argentinos.

Argentina ocupa en la actualidad el podio continental en consumo de medicamentos por habitante: está tercera, detrás sólo de Venezuela y Uruguay, y arriba de Chile, Brasil, México, Colombia, Canadá y Estados Unidos[o].

La fuerte suba en las ventas de fármacos en el mercado local obedece a diferentes razones, pero entre las principales figuran que la gente cada vez se automedica más y la recuperación económica que vivió el país luego de la crisis de principios de la década pasada. Federico Tobar, consultor internacional en políticas de salud, enumeró otros motivos:

- En la última década se produjo un aumento en la prescripción de remedios. Antes el promedio de prescripción por consulta era de 0,5, es decir una cada dos consultas, y hoy es de 1,8.
- Los fuertes incentivos a los médicos para que prescriban más y las campañas de marketing por parte de los laboratorios.
- La innovación farmacéutica y el lanzamiento de nuevos productos a la venta.

---

(o) Según un informe elaborado para CLARIN el 24/01/2010 por IMS Health, líder en servicios de consultoría para la industria farmacéutica y de la salud.

- Un descenso en la tolerancia al dolor por parte de la población, lo que lleva a que se consuman más medicamentos.
- El uso indiscriminado de medicamentos.

Describiendo concretamente el perfil consumidor de los afiliados a la Obra Social, podemos afirmar que respetan la indicación del profesional prescriptor, tienen un alto grado de fidelización con la Farmacia debido a que obtienen mayores coberturas que en las farmacias externas y además por su fácil acceso (está ubicada estratégicamente en la esquina del complejo universitario).

Resaltando que se trata de un segmento que en un alto porcentaje tiene pluriempleo, generando exigencias físicas y cognitivas mayores que las de otras poblaciones, en consecuencia el consumo de fármacos se incrementa, tratándose además de una población con instrucción aceptable y buena calidad de vida, y con mucha facilidad de acceso a la información.

Otra característica del perfil de esta población es que se considera esperable que los afiliados opten en su mayoría, por elegir la misma prestación en el prestador que les genere un coseguro de menor valor, al igual que elegir otra medicación de similares características a la prescripta, si el resultado es abonar menos coseguro, siempre que la diferencia sea significativa.

Por lo dicho y teniendo en cuenta que en la Farmacia Propia de la Obra Social, se centraliza la dispensa del 95% de medicamentos de la Obra Social, el stock de medicamentos de la Farmacia se estableció en función de la mencionada conducta de consumo (Según informes de Gestión de la Obra Social).

# Alternativa de cálculo de cobertura de medicamentos en una Obra Social Universitaria.

## 5-b) ANALISIS DE LA DISPERSION DE PRECIO SEGÚN MONODROGA

Las diferencias en el valor de remedios con idénticas virtudes curativas están a la vista al comparar los medicamentos ofrecidos en el mercado por los distintos laboratorios.

La Novalgina, un difundido antifebril que vende un laboratorio, tiene su precio de venta por comprimido con un valor muy superior al valor de los vendidos por sus competidores, siendo que todos tienen la misma droga básica: la dipirona.

La falta de transparencia del complejo mercado de los medicamentos, sus peculiares características y los numerosos problemas en su funcionamiento afectan al bienestar social. Ya que nada tiene que ver el valor de fantasía con el principio activo del medicamento.

Ocurre que los laboratorios, droguerías y farmacias poseen toda la información acerca de los medicamentos, en tanto que el paciente–consumidor se ubica en el extremo opuesto. Los usuarios, además, se ven intermediados por el médico, que es quien realmente toma la decisión. De esa forma se da una situación "caracterizada por el hecho de que quien consume no elige, quien elige no paga, y quien paga es un tercero"

El Siguiente cuadro muestra claramente la dispersión de precios del mercado de medicamentos para cinco drogas básicas según ADELCO (Liga de acción del consumidor).

| Principio activo | Acción Farmacológica | Diferencia precio | Cantidad de presentaciones |
|---|---|---|---|
| Amoxicilina 500 mg | Antibiótico | 104,5 % | 12 |
| Ibuprofeno 400 mg | Antiinflamatorio | 157,3 % | 36 |
| Ácido Acetilsalicílico 500 mg | Analgésico y antipirético | 145,8 % | 4 |
| Dipirona 500 mg | Analgésico y antipirético | 198,5 % | 14 |
| Paracetamol 500 mg | Analgésico y antipirético | 156,0 % | 26 |

*Según Florencia Cunzolo – Diario CLARIN (o) Están esos síntomas que aparecen por primera vez y preocupan. Son los que obligan a peinar la cartilla en busca de un especialista que dé un diagnóstico e indique un tratamiento. Pero con más frecuencia aparecen los otros: dolores de cabeza, molestias estomacales, contracturas por las que uno pasó más de una vez y sabe cómo paliar.*

# Alternativa de cálculo de cobertura de medicamentos en una Obra Social Universitaria.

*Para aliviar esas dolencias se recurre la mayoría de las veces a los medicamentos de venta libre, que representan uno de cada cuatro de los remedios que se dispensan en farmacias.*

*A nivel internacional, los analgésicos son los líderes indiscutidos del sector y Argentina no es la excepción.*

A continuación se exponen las acciones farmacológicas más consumidas por la población de afiliados de la Obra Social durante un período, con el agregado del porcentaje que representa las unidades dispensadas de cada acción respecto del total de unidades dispensadas en el mismo período.

Como dato adicional se muestra el porcentaje que representa el valor económico de las unidades dispensadas de cada acción respecto del total de ventas del período.

| Denominación | (%) total u. dispensadas | (%) total $ de ventas |
|---|---|---|
| ANALGESICO ANTIINFLAM. | 6,92 | 5,65 |
| ANTICONCEPTIVO | 5,39 | 4,09 |
| ANTIHIPERTENSIVO | 5,34 | 3,15 |
| TERAPEUTICA TIROIDEA | 3,67 | 1,19 |
| ANTIACIDO | 3,55 | 0,63 |
| ANTIBIOTICO | 3,21 | 4,26 |
| HIPOLIPEMIANTE | 2,88 | 2,09 |
| HIPOGLUCEMIANTE ORAL | 2,62 | 0,82 |
| ANALGESICO DESCONGESTIVO | 2,59 | 0,38 |
| HIPOCOLESTEROLEMIANTE | 2,59 | 1,90 |
| ANTIULCEROSO | 2,08 | 2,79 |
| ANTIDEPRESIVO | 2,07 | 4,63 |

*Fuente: Informes de Gestión de la O. Social*

A continuación se exponen las monodrogas más consumidas por la población de la Obra Social durante el mismo período. Agregando también el porcentaje que representa las unidades dispensadas de cada monodroga respecto del total de unidades dispensadas en el período. Como dato adicional se muestra el porcentaje que representa el valor económico de las unidades dispensadas de cada monodroga respecto del total de ventas del período.

# Alternativa de cálculo de cobertura de medicamentos en una Obra Social Universitaria.

| Monodroga | (%) total u. dispensadas | (%) total $ de ventas |
|---|---|---|
| IBUPROFENO | 6,18 | 3,99 |
| DROSPIRENONA + ETINILESTRADIOL | 3,66 | 2,98 |
| LEVOTIROXINA | 3,64 | 1,18 |
| ROSUVASTATINA | 2,61 | 1,65 |
| PROTEINAS + GRASAS + CARBOHID. + ASOC. | 2,36 | 1,28 |
| PARACETAMOL + FENILEFRINA | 2,24 | 0,05 |
| ACETILSALICILICO, C. + CAFEINA | 2,22 | 0,02 |
| METFORMINA | 1,82 | 0,56 |
| LOSARTAN | 1,5 | 0,92 |
| ATORVASTATIN | 1,47 | 1,33 |
| PARACETAMOL | 1,37 | 0,19 |

*Fuente: Informes de Gestión de la O. Social*

Dentro de las monodrogas más consumidas que tienen cobertura de planes crónicos – PEC (con cobertura del 90%) veremos la dispersión de precios existente entre productos que tienen la misma monodroga, presentación y dosis de los Planes de Dislipemia e Hipertensión, a valores año 2012. Informando también las unidades dispensadas durante un bimestre.

### PEC DISLIPEMIA - Atorvastatin

| Nombre del medicamento | Dosis - Presentación | Unidades dispensadas | Precio de venta publico |
|---|---|---|---|
| LIPOCAMBI | 10 mg Comp. x 30 | 21 | 108,79 |
| VASTINA | 10 mg Comp. x 30 | 0 | 105,78 |
| AMPLIAR | 10 mg Comp. x 30 | 143 | 144,57 |
| LIPAREX | 10 mg Comp. Rec. X 30 | 19 | 106,53 |
| LIPÌFEN | 10 mg Comp. x 30 | 0 | 116,15 |
| LIPITOR | 10 mg Comp. x 30 | 37 | 158,43 |
| ZARATOR | 10 mg Comp. x 30 | 8 | 137,78 |
| ATEROCLAR | 10 mg Comp. Rec. X 30 | 1 | 116,59 |
| LIPIBEC | 10 mg Comp. Rec. X 30 | 2 | 149,49 |
| | TOTAL | 231 | |

*Fuente: Informes de Gestión de la O. Social*

### PEC HIPERTENSIÓN – Losartan + Hidroclorotiazida

| Nombre el medicamento | Dosis – Presentación | Unidades dispensadas | Precio venta publico |
|---|---|---|---|
| VASEXTEN D | 50/12.5 MG COMP.REC.X 30 | 0 | 138,12 |
| LOSACOR D | 50/12.5 MG COMP.REC.X 30 | 105 | 169,90 |
| PAXON D | 50/12.5 MG COMP.REC.X 28 | 6 | 154,98 |
| FENSARTAN D | 50/12.5 MG.COMP.X 30 | 5 | 155,86 |
| LOPLAC D | 50 MG/12.5 MG COMP.X 30 | 0 | 140,28 |
| COZAAREX D | 50/12.5 MG COMP.X 30 | 10 | 206,64 |
| | | 126 | |

*Fuente: Informes de Gestión de la O. Social*

# Alternativa de cálculo de cobertura de medicamentos en una Obra Social Universitaria.

En los 2 cuadros anteriores podemos apreciar la dispersión de precios entre medicamentos que reúnen similares características.

Los medicamentos de mayor dispensa AMPLIAR – LIPITOR, en el caso del Plan de Enfermedad Crónica de Dislipemia y LOSACOR D en el caso del Plan de Enfermedad Crónica de Hipertensión, son las de precios más elevados.

Es esperable este comportamiento ya que la diferencia de valor de coseguro de cada medicación, no es significativa.

# Alternativa de cálculo de cobertura de medicamentos en una Obra Social Universitaria.

5-c) DISEÑO DE MODELO DE COBERTURA EN BASE A PROMEDIOS. CONSTRUCCION DE LA HERAMIENTA PARA SU CÁLCULO.

La cobertura de medicamentos que tiene la Obra Social se calcula aplicando el porcentaje de cobertura *(9)* sobre el precio de venta al público *(10)* de la medicación que se le dispensa al afiliado.

Esto origina que al dispensar el medicamento que contiene las drogas solicitadas pero dejando libertad de elección respecto de la marca comercial termina generando en la mayoría de los casos un mayor costo del coseguro al beneficiario y de cobertura a la obra social.

Propuesta:

La propuesta consiste en la elaboración de una alternativa de cálculo de la cobertura de medicamentos que no altere para nada el pedido médico, con una oferta de medicamentos de alta calidad pero que implique la disminución de los porcentajes citados, para lo cual es necesario agrupar todos los medicamentos por:

*Acción Farmacológica – Monodroga – Presentación – Dosis*

Esta metodología, básicamente agrupa o define paquetes de medicamentos con características similares, que así agrupados, puedan generar un *valor único* que resulte de la aplicación de un *promedio (12)* de todos los precios de venta al público de cada medicación de ese grupo, y así determinar la base de cálculo para aplicar el porcentaje de cobertura.

---

*(9) Porcentaje de cobertura: es el valor económico que cubre la Obra Social expresado en porcentaje, que se aplicara sobre un valor base (precio de venta al público, valor promedio, entre otros)*
*(10) Precio de venta al público: es el valor económico al que se ofrecen los medicamentos al público.*
*(12) Valor promedio: Es el valor económico que resulta de la sumatoria de todos los precios de venta al público de todas las medicaciones de una misma agrupación, divido la cantidad de productos que integran la misma.*

# Alternativa de cálculo de cobertura de medicamentos en una Obra Social Universitaria.

Construcción de la herramienta para su cálculo:

Tomando de ejemplo a la acción farmacológica *Dislipemia*, a continuación se presentan las alternativas antes mencionadas.

ACCION: DISLIPEMIA
MONODROGA: ATORVASTATIN
DOSIS y PRESENTACION: 10 mg x 30 unidades
PERIODO DE REFERENCIA: 2 meses
MEDICAMENTO MÁS DISPENSADO: Laboratorio Bernabo
UNIDADES DISPENSADAS: 151

| OPCIONES | CALCULO<br>Ventas | ANTERIOR<br>Cobertura<br>90% P.V.P. | PROPUESTA<br>Nueva<br>Cobertura | Ahorro de<br>cobertura | Cobertura<br>s/PMO = 70% |
|---|---|---|---|---|---|
| Valor Labor. Bernabo | 25.201,51 | 22.681,36 | 20.092,65(a) | 2.588,71 | 17.641,05 |
| Valor IOMA | 25.201,51 | 22.681,36 | 16.360,35(b) | 6.321,01 | 17.641,05 |
| Valor Promedio SUMA. | 25.201,51 | 22.681,36 | 18.447,94© | 4.233,42 | 17.641,05 |

(a) se calcula multiplicando el PVP unitario del medicamento del laboratorio Bernabo por la cantidad dispensada en todo el período y luego aplicándole el 90%
(b) se calcula multiplicando el "valor IOMA" individual por la cantidad dispensada en todo el período.
© Se calcula promediando todos los PVP de todos los medicamentos que integran este grupo y a ese valor se lo multiplica por la cantidad dispensada en todo el período y luego aplicándole el 90%.

En este ejemplo puede apreciarse que la elección de la alternativa de utilización del *valor promedio SUMA* para el Valor de Cobertura, resulta el valor medio de *ahorro de cobertura*, de esta manera no se toma ni el valor máximo ni el valor mínimo. Concluyendo como necesario implementar la alternativa de promedios de precios, ya que las otras alternativas fijan el valor de una manera más subjetiva que la elegida.

Es necesario mencionar que todos los precios de venta de los medicamentos se encuentran actualizados (diariamente) a través de sistemas de actualización de precios (ALFA-BETA, KAIROS, entre otros), herramientas de gestión que se contratan y de utilización común en todas las farmacias. Así es que los promedios de precios se actualizaran diariamente, del mismo modo que los precios de venta, de modo de tener actualizada la base de cálculo para determinar la cobertura de cada medicación.

Asimismo, pueden tomarse algunas alternativas adicionales en la fijación del valor promedio, entre las que se mencionan:

# Alternativa de cálculo de cobertura de medicamentos en una Obra Social Universitaria.

- Promediar eliminado los medicamentos de mayor y de menor precio de venta al público.

- Promediar solo aquellos medicamentos que se encuentren en stock de la farmacia.

- Promediar solo el de mayor precio, el de menor precio y el más dispensado, dentro del mismo grupo.

La alternativa de promediar *todos* los medicamentos que integran cada agrupación fue la elegida por ser de mayor facilidad su implementación.

*Características*

- La alternativa de cambio será aplicable para los siguientes planes de cobertura de medicamentos de la Obra Social: Cobertura de Plan básico: 50%/80% del valor promedio; Cobertura de Plan de Enfermedad Crónica PEC: 90% del valor promedio; Cobertura de Plan Materno infantil: Medicación al 100% del valor promedio

- Esta alternativa no incluye a la Medicación Especial, o de A.C.B.I. (oncológica, HIV, esclerosis múltiple, hormonas de crecimiento, etc.) cuya cobertura continuará siendo el 100% del valor de venta (sin coseguro a cargo del beneficiario)

  Es necesario resaltar, que por la aplicación de esta propuesta y ante la posibilidad que el valor de cobertura de una agrupación resulte inferior a lo fijado por el PMO para una dispensa en particular, se debe establecer como límite inferior para la determinación del valor de cobertura a lo previsto por PMO (70% o 40% del P.V.P.).

- Así es que la ecuación matemática: valor promedio por el porcentaje de cobertura de cada plan, nunca debe ser inferior al Precio Venta Público (PVP) por él % de cobertura fijado por PMO según el plan para cada dispensa.

- Esta herramienta resulta de aplicación para aquellos financiadores de salud que posean una o más farmacias propias, y que centralicen en las mismas la dispensa de medicamentos ambulatorios en un alto porcentaje o en su totalidad.

# Alternativa de cálculo de cobertura de medicamentos en una Obra Social Universitaria.

*Ventajas y desventajas:*

Resulta necesario mencionar las ventajas y desventajas de la situación anterior, como así también las ventajas y desventajas una vez implementada la propuesta de cambio.

### Situación anterior a la propuesta:

Ventajas:

- Para el afiliado:
    - pagaba un monto de coseguro equivalente a un % del P.V.P. (para los planes de enfermedades crónicas - PEC del 10% del PVP).
    - le respetaban el nombre comercial sugerido por el profesional prescriptor a un valor de coseguro poco significativo respecto a su precio.
    - la cobertura de la Obra Social es superior a la establecida por el PMO y a la establecida por los demás financiadores de salud.
- Para la Obra Social:
    - Facilita la gestión de stock ya los medicamentos a comprar se definían en función del consumo de los afiliados. Que en el caso de los medicamentos por planes crónicos (PEC) eran muy semejantes mes a mes.

Desventajas:

- Para la Obra Social:
    - el valor de cobertura se establecía como un % del PVP del medicamento dispensado, resultando el valor de cobertura un monto superior al calculado con la alternativa propuesta.
    - la cobertura de la Obra Social es superior a la establecida por el PMO y a la establecida por los demás financiadores de salud.

### Alternativa propuesta:

Ventajas:

- Para el afiliado:

46

- puede llevar medicación a un menor coseguro, y en algunos casos sin coseguro, si elige un medicamento cuyo PVP es inferior al valor promedio establecido como base de cálculo para la cobertura.
- la cobertura de la Obra Social continua siendo superior a la establecida por el PMO y a la establecida por los demás financiadores de salud.

- Para la Obra Social:

  - el valor de cobertura, al calcularse sobre un valor promedio para cada agrupación, en la mayoría de los casos es inferior al de la situación anterior a la propuesta.
  - El gasto mensual en cobertura de medicamentos disminuye respecto de la situación anterior a la propuesta.
  - El costo de ventas disminuye respecto de la situación anterior a la propuesta.

# Alternativa de cálculo de cobertura de medicamentos en una Obra Social Universitaria.

5 – d) CUMPLIMIENTO DE OBJETIVOS

Primer Objetivo: **Analizar el impacto económico del consumo tanto en el beneficiario como en la institución:**

En el siguiente cuadro se puede apreciar que el valor total de cobertura de medicamentos (medicamentos ambulatorios y medicación de alto costo baja incidencia o medicación especial), como así también el porcentaje que representa el valor de cobertura sobre el valor de venta, se ha incrementado en el año 2012 respecto del año 2011.

| AÑOS | 2011 | 2012 |
|---|---|---|
| valor de cobertura | 8.085.407 | 9.874.173 |
| % de cobertura | 74,06 | 74,14 |

Fuente: EECC **publicados en www.suma.org.ar** *(14)*

Del análisis de la información expresada en el anterior cuadro, surge la necesidad de iniciar el camino en la búsqueda de herramientas, para mantener el mismo nivel y características de prestaciones, con un menor costo tanto para el afiliado como para la Obra Social, ya que esta organización continuara conviviendo con cambios en el mercado de la salud que la impactarán *(14),* entre los cuales se mencionan:

- Incremento significativo en los costos prestacionales (costos de medicamentos como de prestaciones médicas) en relación con los ingresos, en parte porque los incrementos de los prestadores de servicios de salud superan a los que corresponden a los sueldos de los trabajadores, y en parte por la incorporación de nuevas prácticas, el avance tecnológico no contemplado en el pasado y la judicialización de la salud que habilita en los tribunales aquellas prestaciones que anteriormente se encontraban excluidas.

- Aumento de la edad promedio de los afiliados, que motiva significativos incrementos de prestaciones y medicamentos.

- Aumento en la prevalencia _(5)_ de enfermedades crónicas, en especial en la población adulta.

- Aparición de nuevas prácticas médicas y tratamientos de elevado costo y uso relativamente frecuente.

- Cumplimiento de exigencias legales, en el marco de la ampliación de los derechos a la salud, que implica una mayor inversión (Fertilidad asistida, enfermedad celíaca, tratamiento de obesidad, salud mental y discapacidad, ley de identidad de género, entre otros).

- A partir del aumento en la esperanza de vida y de la dinámica actual de vida, comienzan a aparecer situaciones sociales que la Obra Social deberá contemplar

- La expectativa respecto al aumento de precio y al tipo de medicación hace necesario tomar medidas de resguardo de las finanzas de la obra social, ya que sus actuales resultados operativos son negativos y una posibilidad de mayores ingresos es solo posible en el mediano y largo plazo.

---

(5)_Prevalencia_: _La prevalencia se define como el número de casos de una enfermedad o evento en una población y en un momento dado. La prevalencia de una enfermedad es el número total de los individuos que presentan un atributo o enfermedad en un momento o durante un periodo dividido por la población en ese punto en el tiempo o en la mitad del periodo. Cuantifica la proporción de personas en una población que tienen una enfermedad (o cualquier otro suceso) en un determinado momento y proporciona una estimación de la proporción de sujetos de esa población que tenga la enfermedad en ese momento._

(14) _Memorias y Estados Contables de la Institución, publicados en_ www.suma.org.ar

# Alternativa de cálculo de cobertura de medicamentos en una Obra Social Universitaria.

: **Formular una metodología de cálculo de cobertura respetando los actuales porcentajes de cobertura que tiene la Obra Social.**

La propuesta consiste en la elaboración de una alternativa de cálculo de la cobertura de medicamentos que no altere para nada el pedido médico, con una oferta de medicamentos de alta calidad pero que implique la disminución de los porcentajes de cobertura, debiendo agrupar los medicamentos por acción farmacológica, monodroga, presentación y dosis.

Esta metodología, básicamente agrupa medicamentos con características similares, que así agrupados, puedan generar un *valor único* que resulte de la aplicación de un *promedio* (12) de todos los precios de venta al público de cada medicación de ese grupo, y así determinar la base de cálculo para aplicar el porcentaje de cobertura.

Uno de los aspectos más importantes de la metodología propuesta es que incorpora el concepto de valor promedio de cada agrupamiento.

Al agrupar medicamentos se puede establecer un único valor de reconocimiento para los integrantes de dicho grupo, estableciendo así la base de cálculo para la aplicación del porcentaje de cobertura correspondiente, teniendo en cuenta que si un medicamento ofrece algún tipo de valor agregado traducido en un diferencial de precio frente a otros del grupo, genere un coseguro calculado entre su precio de venta y el valor promedio reconocido para su agrupamiento por su porcentaje correspondiente.

Asimismo, se deberá establecer un criterio de agrupamiento de los distintos medicamentos, ya que los sistemas de actualización de precios del mercado (Alfabeta y Kairos) no los tienen unidos en sus bases de datos, y presentan algunos errores en la escritura, lo que no permitirá una agrupación automática de todos los medicamentos, sino que requerirá un trabajo previo profesional de manera manual e individual de los medicamentos que estarían en el mismo rango (igual acción farmacológica, igual monodroga, igual presentación, igual dosis).

Continuando este razonamiento se presentan posibles alternativas de fijación de valor de la base de cálculo en forma previa, que se detallan a continuación:

# Alternativa de cálculo de cobertura de medicamentos en una Obra Social Universitaria.

- *Valor fijo (IOMA)*: Consiste en establecer, para cada grupo de medicamentos de las mismas características, un valor fijo, tal como lo realiza el IOMA *(8)* para cada medicamento, así se determinaría el valor de cobertura, sin necesidad de aplicar ningún porcentaje, ya que ese valor es el que reconoce la obra social.

- *Precio de venta al público del producto que más se dispensa*: *(11)* Teniendo en cuenta el consumo de todos los afiliados, consiste en tomar el medicamento que más se dispensa dentro de los del mismo grupo, durante un período de tiempo, y determinar como valor base al precio de venta al público del mismo para toda esa agrupación. A ese valor se le aplica el porcentaje de cobertura.

- *Promedio de precios de venta al público*: Consiste en realizar, en cada agrupamiento de medicamentos que reúna las mismas condiciones, el promedio de todos los precios de venta al público. Se suman los precios unitarios y a ese valor totalizado se lo divide por el número de medicamentos que integra cada grupo, sin tener en cuenta el consumo, puede determinarse un valor promedio – de los precios de venta al público – que resulta ser la base de cálculo para aplicar el correspondiente porcentaje de cobertura.

La implementación de esta herramienta le permitiría a la Obra Social, perdurar en el tiempo con los actuales porcentajes de cobertura.

---

*(8) IOMA: El Instituto Obra Medico Asistencial, creada el 20/2/1957 por Decreto-Ley 2452, es esencialmente la Obra Social de los empleados públicos del Estado Provincial (Provincia de Buenos Aires). Sin embargo, como sistema abierto y arancelado, se ofrece a toda la población de la Provincia de Buenos Aires.*
*(11) Precio de venta al público del producto que más se dispensa: De acuerdo al consumo de la población en un período se obtiene el producto que más veces fue dispensado, siendo se precio de venta al público el fijado para la venta de ese producto.*

# Alternativa de cálculo de cobertura de medicamentos en una Obra Social Universitaria.

<u>Tercer Objetivo</u>: **Evaluar el comportamiento del Valor de Cobertura de medicamentos y del valor a cargo del beneficiario.**

*Indicadores, evaluación y seguimiento:*
Para medir la eficiencia de la implementación de este proyecto, fundamentalmente se deberá monitorear periódicamente:

- el valor total de cobertura de medicamentos, y
- el de Costo de Ventas.

La elección de estos indicadores, que surgen de la contabilidad de la institución, se basa en que muestran valores acumulados, tanto del importe que la Obra Social erogó en concepto de cobertura por medicamentos, como del importe que la Obra Social erogó por comprar esos mismos medicamentos; y su periódico monitoreo mostrara el grado de cumplimiento de los objetivos de este trabajo:

El importe de cobertura de medicamentos se puede observar como saldo de la cuenta contable que registra el valor cubierto por la obra social en cada transacción, que se acumula con la contabilización de las cajas diarias de la Farmacia, siendo el saldo de Mayor el valor confiable para establecer la comparación citada; y el costo de ventas se acumula con el costeo de cada medicamento dispensado.

Deberá estar acompañado de una encuesta de satisfacción que será incorporada a la página Web institucional, desde donde los beneficiarios podrán completarla y su llegada a nuestros registros ya viene preparada para la confección de gráficos y estadísticas que demuestren el comportamiento de las respuestas ingresadas.
Se implementará un "Libro de Sugerencias" que estará disponible en todas las Sedes de la Obra Social, desde donde también se podrán recibir las mismas.

Las respuestas de ambas "bocas" serán un buen indicador de satisfacción o insatisfacción, debiendo definirse en forma previa cual sería el porcentaje razonable de respuestas de insatisfacción, definiendo el mismo en un 15%.

# Alternativa de cálculo de cobertura de medicamentos en una Obra Social Universitaria.

5 - e) COMPORTAMIENTO DEL VALOR DE COBERTURA DE MEDICAMENTOS Y DEL VALOR A CARGO DEL BENEFICIARIO.

A continuación se presenta un grafico que muestra la evolución a través de los años del importe total a cargo de la Obra Social (la cobertura) a valores actualizados, incluyendo los años anteriores a la implementación de la herramienta al solo efecto de su comparación. Siendo necesario resaltar que durante todo el período analizado no existieron cambios en los porcentajes de cobertura de los distintos planes con que cuenta la Obra Social.

Mencionando que para actualizar los valores se han tomando en cuenta tres indicadores: el incremento promedio anual informado por la droguería a la que mas compra la Obra Social (Monroe Americana); el promedio anual de incremento de los medicamentos de alto costo – baja incidencia que consume la Obra Social; y el porcentaje de incremento de los 30 medicamentos más dispensados.

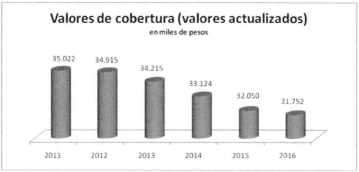

**Valores de cobertura (valores actualizados)**
en miles de pesos

Fuente: EECC de la O. Social www.suma.org.ar

Pudiendo apreciarse como el Valor de Cobertura, luego de la aplicación de la propuesta (Enero 2013), ha disminuido respecto de la situación anterior (años 2011 y 2012).

En referencia al afiliado se presenta el siguiente gráfico que expone la evolución a través de los años del importe total a cargo del Afiliado (el coseguro) a valores actualizados, incluyendo los años anteriores a la implementación de la herramienta al solo efecto de su comparación. Siendo necesario resaltar que durante todo el período analizado no existieron cambios en los porcentajes de cobertura de los distintos planes con que cuenta la Obra Social.

Mencionando que para actualizar los valores se han tomando en cuenta los mismos tres indicadores anteriormente mencionados.

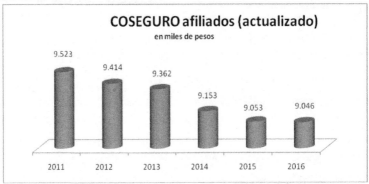

**COSEGURO afiliados (actualizado)**
en miles de pesos

9.523    9.414    9.362    9.153    9.053    9.046

2011   2012   2013   2014   2015   2016

*Fuente: EECC de la O. Social www.suma.org.ar*

Pudiendo apreciarse como el coseguro, luego de la aplicación de la propuesta (Enero 2013), ha disminuido respecto de la situación anterior (años 2011 y 2012).

# Alternativa de cálculo de cobertura de medicamentos en una Obra Social Universitaria.

5 - f) IMPACTO ECONOMICO PARA EL BENEFICIARIO Y PARA LA INSTITUCION:

Desagregando el valor anual de cobertura durante un ejercicio económico ($ 27.806.797 - año 2015) podremos apreciar, en forma discriminada, la participación porcentual de cada plan respecto del total anual.

En el siguiente cuadro veremos que se realiza un descuento del 23%, el mismo se aplica sobre el precio de venta público a aquellos productos de venta libre, y representa solo el 4% del total. Si bien se presenta integrando el valor de cobertura se señala que se trata de un descuento.

La cobertura del Plan básico representa el 27% del total y el 39% del total corresponde a la cobertura de planes de enfermedades crónicas, mencionando además que la cobertura del 100% representa el 30% del total. Este último segmento está integrado fundamentalmente por los medicamentos de alto costo – baja incidencia (HIV, oncológicos, entre otros).

La cobertura de los medicamentos al 100% no se modifica con la implementación de la metodología propuesta, así es que el análisis del impacto económico se centrara en los planes de enfermedades crónicas, ya que es la franja más significativa respecto al resto.

*AÑO 2015*

| % de cobertura/planes | Valor de cobertura | % de incidencia |
| --- | --- | --- |
| 23% - descuento | 1.112.271 | 4% |
| 50% - plan básico | 2.203.401 | 8% |
| 80% - plan básico | 5.283.291 | 19% |
| 90% - planes crónicos | 10.844.651 | 39% |
| 100% - ACBI + otros | 8.363.183 | 30% |
| **TOTAL** | **27.806.797** | **100%** |

*Fuente: Informe de Gestion O. social*

Para la Obra Social la implementación de la propuesta tiene un doble impacto, que puede medirse, por una lado, en un menor valor de cobertura. Y el otro impacto puede darse en un menor valor de Costo (13).

# Alternativa de cálculo de cobertura de medicamentos en una Obra Social Universitaria.

Si el afiliado elige un medicamento, dentro de los integrantes de la misma agrupación, de menor precio de venta para abonar un coseguro bajo o no abonar coseguro, dependiendo del valor promedio de esa agrupación, la Obra Social tendrá un menor valor de costo, ya que procederá a costear un producto de precio de venta publico menor.

Cuando el afiliado lleva un medicamento, de un rango de precios alto, según el valor promedio de esa agrupación, abonaría un coseguro mayor, y el valor de cobertura de la Obra Social sería menor, ya que la base de cálculo sobre la que se aplicaría el porcentaje de cobertura sería un valor promedio de ese grupo de medicamentos y no su precio de venta.

En el caso del afiliado, el impacto económico lo podemos medir en el porcentaje que abona de coseguro sobre el precio de venta al público del medicamento.

A continuación se presentan ejemplos de algunos medicamentos que integran la agrupación correspondiente a la acción farmacológica: hipertensión, monodroga Losartan, dosis 50 mg y presentación de 30 comprimidos.

| Nombre del medicamento | Presentación | Precio público# | Valor de Costo | Unidades dispensadas* | Valor promedio |
|---|---|---|---|---|---|
| VASEXTEN 50 | 50 MG COMP.REC.X 30 | 138,12 | 93,92 | 5 | 140,13 |
| LOSACOR | 50 MG COMP.REC.X 30 | 169,90 | 115,53 | 161 | 140,13 |

*Período analizado: 2 meses
# Año 2012

Situación anterior a la propuesta: cobertura 90 % sobre PVP.

| Nombre del medicamento | Presentación | Precio público | Valor de Costo | Cobertura Obra Social | Coseguro Afiliado |
|---|---|---|---|---|---|
| VASEXTEN 50 | 50 MG COMP.REC.X 30 | 138,12 | 93,92 | 124,31 | 13,81 |
| LOSACOR | 50 MG COMP.REC.X 30 | 169,90 | 115,53 | 152,91 | 16,99 |

*(13) Valor de costo: Es el valor económico asignado como contrapartida del precio de venta al público y referido al valor de compra.*

# Alternativa de cálculo de cobertura de medicamentos en una Obra Social Universitaria.

Situación una vez implementada la propuesta: cobertura 90% sobre valor promedio.

| Nombre el medicamento | Presentación | Precio público | Valor de Costo | Valor promedio | Cobertura Obra Social | Coseguro Afiliado |
|---|---|---|---|---|---|---|
| VASEXTEN 50 | 50 MG COMP.REC.X 30 | 138,12 | 93,92 | 140,13 | 126,12 | 12,00 |
| LOSACOR | 50 MG COMP.REC.X 30 | 169,90 | 115,53 | 140,13 | 126,12 | 43,78 |

Respecto al medicamento VASENTEX 50 en la situación anterior a la propuesta el afiliado abona $ 13,81 de coseguro, la Obra Social tiene un valor de cobertura de $ 124,31 y un valor de costo de $ 93,92. Implementada la propuesta abonaría $ 12,00 y la cobertura de la Obra Social sería $ 126,12.

En este caso el afiliado se beneficia abonando $ 1,81 menos de coseguro, para la Obra Social tendrá un valor de cobertura mayor en ese mismo monto.
En este ejemplo solo beneficia al afiliado.

Respecto al medicamento LOSACOR en la situación anterior a la propuesta el afiliado abona $ 16,99 de coseguro, la Obra Social tiene un valor de cobertura de $ 152,91 y un valor de costo de $ 115,53. Implementada la propuesta abonaría $ 43,78 y la cobertura de la Obra Social sería $ 126,12.

| Medicamento LOSACOR | P.V.P. | *Cobertura* | *Coseguro* | Costo |
|---|---|---|---|---|
| Antes de la propuesta | 169,90 | *152,91* | *16,99* | 115,53 |
| Con la propuesta | 169,90 | *126,12* | *43,78* | 115,53 |

En este caso el afiliado se perjudica abonando $ 26,79 más de coseguro, para la Obra Social tendrá una disminución de su valor de cobertura por el mismo monto.
En este ejemplo solo se beneficia la Obra Social.

Para el caso de afiliados que se les dispensaba LOSACOR, en la situación anterior, la diferencia de ahorro de su coseguro era de solo $ 3,18, si decidía cambiar por el VASENTEX 50.

Una vez implementada la propuesta, ahora su coseguro por el LOSACOR es de 43,78 pero es solo de $ 12,00 por el VASENTEX, por lo que su ahorro de coseguro pasa a ser de $ 31,78.

*Si el afiliado opta por el cambio de medicación abonaría un menor coseguro y la Obra Social tendría un menor costo de ventas al costear un medicamento de menor precio. En este ejemplo se verían beneficiados tanto el afiliado como la Obra Social.*

Si bien el objeto del presente trabajo consiste en diseñar alternativas de cobertura de medicamentos en relación de equidad entre el beneficiario y la Institución, es necesario resaltar la conducta de los afiliados posterior al cambio.

En el siguiente cuadro podremos visualizar que la conducta de los afiliados fue optar por el cambio de medicación en el ejemplo citado. Para esta afirmación se analizaron las dispensas de esos medicamentos durante un bimestre de la situación anterior a la propuesta y el mismo período una vez implementada la misma.

| Nombre del medicamento | Dosis - Presentación | Venta 2012 | Venta 2013 |
|---|---|---|---|
| VASEXTEN 50 | 50 MG COMP.REC.X 30 | 5 | 89 |
| LOSACOR | 50 MG COMP.REC.X 30 | 161 | 65 |

*Fuente: Informe de Gestion de la O. social*

La conducta de los afiliados puede visualizarse de una mejor manera en el siguiente gráfico que muestra la evolución a través de los años (2011 a 2016) del porcentaje a su cargo (coseguro) respecto del total del gasto en medicamentos.

En el mismo puede apreciarse que la implementación de la propuesta (inicio año 2013) ha contribuido notoriamente a la disminución del gasto a cargo del afiliado. Demostrando claramente que la propuesta ha beneficiado a los afiliados.

# Alternativa de cálculo de cobertura de medicamentos en una Obra Social Universitaria.

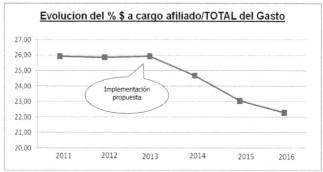

Fuente: EECC de la O. Social www.suma.org.ar

El impacto para la Obra Social se visualiza en el siguiente gráfico que muestra la evolución a través de los años (2011 a 2016) del porcentaje que representa el costo de Ventas respecto del valor de Ventas.

*En él puede apreciarse que la implementación de la propuesta ha contribuido notoriamente a la disminución del porcentaje que representa el Costo de ventas respecto del valor de Ventas.*

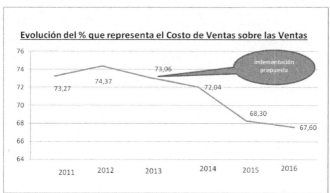

Fuente: EECC de la O. Social www.suma.org.ar

## 6) CONCLUSION

La Obra Social Universitaria objeto de estudio, había observado señales de alarma respecto del efecto que producían los incrementos permanentes en los valores de los medicamentos y que también afectaban a los beneficiarios, y que de continuar con la conducta histórica, los efectos económicos y financieros provocarían consecuencias indeseadas en el funcionamiento de la misma. Eso fue lo que ha motivado el análisis llevado a cabo y como consecuencia de ello avanzar en el proyecto que se expone en este trabajo.

Se ha cumplido el objetivo de diseñar una metodología de cálculo de cobertura de medicamentos según la acción farmacológica para una Obra Social Universitaria. Señalando que como resultado de la implementación de esta herramienta, se ha mantenido el mismo nivel y características de prestaciones con un menor costo tanto para el afiliado como para la Obra Social.

Se ha formulado una metodología de cálculo de cobertura respetando los actuales porcentajes de cobertura que tiene la Obra Social, demostrando los hechos posteriores la viabilidad de su implementación, ya que básicamente aglutina o define paquetes de medicamentos con características similares, que así agrupados, generan un *valor único* que resulta de la aplicación de un *promedio* de todos los precios de venta al público de cada medicación de ese grupo, y así determinar la base de cálculo para aplicar el porcentaje de cobertura correspondiente a cada plan.

Es necesario resaltar que esta herramienta es de aplicación para aquellos financiadores de salud que posean farmacias propias, y que centralicen en las mismas la dispensa de medicamentos ambulatorios en un alto porcentaje o en su totalidad.

Presentanda la idea a las autoridades de la Obra Social – Consejo Directivo - como una propuesta de mejora y de perdurabilidad, mencionando expresamente que este cambio ayuda a la sostenibilidad de la Obra Social y refuerza la continuidad de altas coberturas brindadas, la misma fue aceptada y puesta en práctica con los resultados que se exponen. Resaltando que el valor anual de cobertura de medicamentos se redujo considerablemente, tal como se ha expuesto, con la característica de no afectar la prestación y calidad del servicio y productos dispensandos.

Desde el punto de vista del análisis costo – beneficio: no existen dudas que los costos incurridos (horas de personal, mayores costos de honorarios, equipamiento, difusión) adecuación de los sistemas informáticos fueron irrelevantes frente al beneficio obtenido, ya que el ahorro del valor de cobertura implementando esta herramienta es significativo. Por lo tanto se ha cumplido con la totalidad de los objetivos planteados y se ha verificado la hipótesis, en todos los términos.

# Alternativa de cálculo de cobertura de medicamentos en una Obra Social Universitaria.

## 7) BIBLIOGRAFIA

*(a)*. Ginés González García. Medicamentos: Salud, Política y Economía. 2005 Ediciones ISALUD

*(b)*. Ginés González García. Salud para los argentinos. 2004 Ediciones ISALUD

*(c)*. Bernardita Berti García, Coordinadora del Proyecto Mapa Legislativo

*(d)*. Atlas Federal de la Legislación Sanitaria de la República Argentina
http://www.legisalud.gov.ar/atlas/categorias/acerca.html

*(e)*. Legisalud Argentina www.legisalud.gov.ar

*(f)*. Biblioteca Virtual en Salud de Argentina www.bvs.org.ar

*(g)*. Portal Regional de Legislación en Salud. (http://www.legislacion.bvsalud.org).

*(h)*. BIREME centro especializado en información científica y técnica en salud para la región de América Latina y el Caribe

*(i)*. Pier Paolo Balladelli. Representante de la Organización Panamericana de la Salud en Argentina

*(j)*. Vernengo M, Pérez J. Análisis de legislación comparada de medicamentos. Revisión y análisis de la legislación vigente en los países objeto de estudio.1992.Edición digital. Biblioteca Digital de la Universidad de Chile (SISIB) On line www.trantor.sisib.uchile.cl/bdigital

*(k)*. Bakke OM, Carné Cladellas X, García Alonso F. Ensayos clínicos con medicamentos. Fundamentos básicos, metodología y práctica. Cap. V. Investigación y desarrollo de nuevos fármacos. 1º Edición. Barcelona Doyma 1994; 73-103

*(l)*. Pablo Challú – Ex Director Ejecutivo del Centro Industrial de Laboratorios Farmacéuticos Argentinos (CILFA). Revista Médicos Nº 11, página 26. Diciembre 2014
www.revistamedicos.com.ar/numero11/pagina26.htm

*(m)*. Jorge Otamendi – Ex representante de la Cámara Argentina de Especialidades Medicinales Extranjeras (CAEME). Revista Médicos Nº 11, página 26. Diciembre 2014
www.revistamedicos.com.ar/numero11/pagina26.htm

*(n)*. Juan Antonio Mazzei - profesor titular de Medicina de la Universidad de Buenos Aires y Ex director del Hospital de Clínicas. Revista Médicos Nº 23, página 46
http://www.revistamedicos.com.ar/numero23/pagina46.htm

*(o)* (Florencia Cunzolo - Diario CLARIN - 30/11/2015.) Los medicamentos sin receta que más consumen los argentinos

*(p)* COFA – confederación Farmacéutica Argentina - http://servicios.fofa.org.ar/trazabilidad/

*(Q)* Juan Antonio Mazzei nota para LA NACION - 24 DE FEBRERO 2002 - http://www.lanacion.com.ar/210367/el problema de los medicamentos en la argentina.

® Dra. María Inés Bianco y Dra. Leticia L. Crescentini. - Guía Básica de Salud y Discapacidad - Asociación de ayuda al paciente con inmunodeficiencia primaria www.aapidp.com.ar

*(s)* Falbo, R. E. (2003). Estudio sobre el gasto en medicamentos en Argentina. PROAPS. Ministerio de Salud y Ambiente de Nación Argentina

. OCDE - Organización para la Cooperación y el Desarrollo Económicos: Ciencia, tecnología e industria. Perspectivas 2008. Patentes e innovación- Tendencias y desafíos de política. OECD publications, 2 rue Andre-Pascal, 75775 Paris Cedex 16, France.
www.oecd.org/science/inno/41553412.pdf

# Alternativa de cálculo de cobertura de medicamentos en una Obra Social Universitaria.

. Carlos María Correa. Boletín de la Organización Mundial de la Salud (OMS) Propiedad de los conocimientos - función de las patentes en la Investigación y Desarrollo farmacéutico. On line http://www.who.int/bulletin/volumes/82/10/en/784arabic.pdf

. Administración Nacional de medicamentos, Alimentos y Tecnología médica. ANMAT. On line www.anmat.gov.ar

. Resolución Ministerial sobre Trazabilidad 435/2011:
http://www.anmat.gov.ar/webanmat/Legislacion/Medicamentos/Resolucion_435-2011

. Disposición ANMAT 3683/2011:
http://www.anmat.gov.ar/boletin_anmat/mayo_2011/Dispo_3683-11

*(1)* Características del mercado:
Información asimétrica: en un mercado existe cuando una de las partes que intervienen en una compraventa no cuenta con la misma información que la otra sobre el producto, servicio o activo objeto de la compraventa.
El riesgo moral: es un concepto económico que describe aquellas situaciones en las que un individuo tiene información privada acerca de las consecuencias de sus propias acciones y sin embargo son otras personas las que soportan las consecuencias de los riesgos asumidos.
La selección adversa: es un término usado en economía, que describe aquellas situaciones previas a la firma de un contrato, en las que una de las partes contratantes, que está menos informada, no es capaz de distinguir la buena o mala calidad de lo ofrecido por la otra parte.
Una externalidad: es una situación en la que los costos o beneficios de producción y/o consumo de algún bien o servicio no se reflejan en su precio de mercado. En otras palabras, son externalidades aquellas actividades que afectan a otros sin que estos paguen por ellas o sean compensados.
Existen externalidades cuando los costos o los beneficios privados no son iguales a los costos o los beneficios sociales

*(2)* PMO:
El Programa Médico Obligatorio es una canasta básica de servicios y medicamentos que incluye medicina preventiva y ambulatoria, cobertura de las madres durante el embarazo y el parto, cobertura de los niños durante el primer año de vida, visitas programadas a consultorio, emergencias, internación, cirugía de menor y mayor complejidad, salud mental, odontología, prácticas kinesiológicas y fonoaudiológicas de rehabilitación.
En cumplimiento del Decreto 492/95, el Ministerio de Salud y Acción Social aprobó a través de la Secretaría de Políticas de Salud y Regulación Sanitaria el programa de prestaciones médico-asistenciales bajo la denominación de Programa Médico Obligatorio –PMO-como un listado de las prestaciones que obligatoriamente deben brindar las obras sociales nacionales..

*(3)* Cobertura 50%/80%:
Respecto a la cobertura del Plan básico, la Obra Social tiene dos porcentajes diferentes aplicables en función si la acción farmacológica reconocida por ella figura reconocida en el vademécum de IOMA o no. En el caso que sea reconocida en el vademécum IOMA su cobertura es del 80%, en caso de no estar reconocidas su cobertura es del 50%.

*(4)* Medicamentos especiales:
Este último grupo de medicamentos – medicamentos especiales – también son llamados medicamentos de alto costo baja incidencia – ACBI y son los destinados a un conjunto limitado de enfermedades que registran baja prevalencia, pero demandan un monto creciente de recursos. Por esa baja prevalencia y su costo altísimo también se las conoce como "enfermedades catastróficas". Se las llama así porque su aparición empobrece a quienes las padecen.
Una de las características principales de estos medicamentos es que se trata de productos elaborados en mercados concentrados, que tienen casi siempre un único oferente y mediante la barrera legal de las patentes impiden el ingreso de competidores al mercado. Tampoco son

# Alternativa de cálculo de cobertura de medicamentos en una Obra Social Universitaria.

vendidos en farmacias minoristas ni figuran en listas de precios, por eso se los define como "medicamentos ocultos".

Se destaca que la mayoría son productos biotecnológicos y su facturación aumenta en todo el mundo a una escala que casi duplica el crecimiento anual del mercado farmacéutico, considerado en su conjunto.

*(5)* Prevalencia:
La prevalencia se define como el número de casos de una enfermedad o evento en una población y en un momento dado.
La prevalencia de una enfermedad es el número total de los individuos que presentan un atributo o enfermedad en un momento o durante un periodo dividido por la población en ese punto en el tiempo o en la mitad del periodo. Cuantifica la proporción de personas en una población que tienen una enfermedad (o cualquier otro suceso) en un determinado momento y proporciona una estimación de la proporción de sujetos de esa población que tenga la enfermedad en ese momento.

*(6)* ANMAT:
La Administración Nacional de Medicamentos, Alimentos y Tecnología Médica, creada por Dto.1490/92 en agosto 1992, es la autoridad regulatoria que garantiza que los medicamentos, alimentos y dispositivos médicos a disposición de los ciudadanos posean eficacia (que cumplan su objetivo terapéutico, nutricional o diagnóstico) seguridad (alto coeficiente beneficio/riesgo) y calidad (que respondan a las necesidades y expectativas de la población).
Así es que los productos regulados por la ANMAT son: medicamentos, alimentos, productos médicos, reactivos de diagnóstico, cosméticos, suplementos dietarios, productos de uso doméstico (domisanitarios), productos de higiene oral de uso odontológico y productos biológicos.

*(7)* HPC – FECLIBA: Se trata de dos prestadores de salud, el primero de ellos el Hospital Privado de la Comunidad – HPC, y el segundo la Federación de Clínicas de la Provincia de Buenos Aires – FECLIBA.

*(8)* IOMA:
El Instituto Obra Medico Asistencial, creada el 20/2/1957 por Decreto-Ley 2452, es esencialmente la Obra Social de los empleados públicos del Estado Provincial (Provincia de Buenos Aires). Sin embargo, como sistema abierto y arancelado, se ofrece a toda la población de la Provincia de Buenos Aires.

*(9)* Porcentaje de cobertura: es el valor económico que cubre la Obra Social expresado en porcentaje, que se aplicara sobre un valor base (precio de venta al público, valor promedio, entre otros)

*(10)* Precio de venta al público: es el valor económico al que se ofrecen los medicamentos al público.

*(11) Precio de venta al público del producto que más se dispensa: De acuerdo al consumo de la población en un período se obtiene el producto que más veces fue dispensado, siendo se precio de venta al público el fijado para la venta de ese producto.*

*(12) Valor promedio: Es el valor económico que resulta de la sumatoria de todos los precios de venta al público de todas las medicaciones de una misma agrupación, divido la cantidad de productos que integran la misma.*

*(13) Valor de costo: Es el valor económico asignado como contrapartida del precio de venta al público y referido al valor de compra.*

# Alternativa de cálculo de cobertura de medicamentos en una Obra Social Universitaria.

## DEFINICIONES:

*Principio activo*: Los principios activos son las sustancias a la cual se debe el efecto farmacológico de un medicamento

*Forma farmacéutica*: La forma farmacéutica es la disposición individualizada a que se adaptan los fármacos (principios activos) y excipientes (materia farmacológicamente inactiva) para constituir un medicamento. O dicho de otra forma, la disposición externa que se da a las sustancias medicamentosas para facilitar su administración.

*Biodisponibilidad*: La biodisponibilidad de un fármaco se define como la cantidad de fármaco que ingresa a la circulación sistémica y la velocidad a la cual este ingreso se produce.

*Medicamento*: Toda preparación o producto farmacéutico empleado para la prevención, diagnóstico o tratamiento de una enfermedad o estado patológico, o para modificar sistemas fisiológicos en beneficio de la persona a quien se le administra (ley 25649)

*Acción Farmacológica*: La acción farmacológica es aquella modificación o cambio o proceso que se pone en marcha en presencia de un fármaco. Puede ser un proceso bioquímico, una reacción enzimática, un movimiento de cargas eléctricas, etc. El fármaco no crea nada nuevo, sólo activa o inhibe lo que encuentra.

*Monodroga*: El principio activo o monodroga es toda sustancia química o mezcla de sustancias relacionadas, de origen natural, biogenético, sintético o semisintético que, poseyendo un efecto farmacológico específico, se emplea en medicina humana (ley 25649)

*Presentación*: La presentación es la forma externa de los medicamentos que contiene una determinada dosis y permite su fácil administración al paciente. Pueden presentarse en forma:
- o Líquidas: son aquellas, donde se utilizan en su preparación sustancias tales como: el agua, alcohol, color, sabor, etc.
- o Sólidas: son aquellas, donde se utilizan en su preparación sustancias tales como: almidón, talco, glicerina sólida.
- o Semi- sólidas: son aquellas, donde se utilizan en su preparación sustancias tales como: glicerina líquida, manteca de cacao, este último medicamento al ser aplicado debe de ser absorbido total o parcialmente. Por ejemplo: óvulos, cremas, pomadas, ungüento, supositorio, jalea, entre otros.

*Dosis*: Una dosis es el contenido del principio activo de un medicamento expresado en cantidad por unidad de toma, de volumen o de peso.

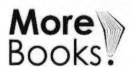
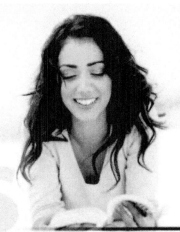
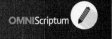

Printed in Great Britain
by Amazon

10698752R00047